MANUEL ECKARDT

11 ATEM-ÜBUNGEN, DIE DEIN LEBEN VERÄNDERN

Gesünder, schlanker, entspannter durch mehr Sauerstoff im Körper

Nur 5 Minuten täglich!

humboldt

INHALT

HERZLICH WILLKOMMEN!

Wer braucht denn ein Buch über die normalste und natürlichste Funktion des menschlichen Körpers? Atmen kann doch jeder! Stimmt – zum Teil. Zum Glück atmen wir automatisch. Blöd ist nur, dass wir es in den seltensten Fällen richtig machen. Im Laufe unseres Lebens „verlernen" wir die Atmung, die wir als Babys von Natur aus mitbekommen haben. Gerade in stressigen Situationen atmen wir nicht richtig, und das hat größere Konsequenzen, als wir uns vorstellen können.

Ich könnte es mir mit diesem Buch sehr einfach machen. Ich könnte dir einfach 11 Übungen beschreiben und dir zeigen, wie man atmen trainiert – und klar wirst du dadurch fitter und entspannter. Aber wer nur eins meiner anderen Bücher kennt, weiß, dass das unter meinen Ansprüchen liegt, denn mir geht es immer um die Ganzheitlichkeit in der Gesundheit. Das Atmen und der dazu nötige Sauerstoff sind eben ein elementarer Teil davon.

Damit ist gemeint: Wenn wir nicht auf eine *ausreichende* Sauerstoffsättigung achten, und das bis in die kleinsten Kapillare, dann werden wir über kurz oder lang krank. Sauerstoff ist das Element, ohne das wir nicht drei Minuten am Leben bleiben können.

In den letzten Jahren habe ich mich eingehend mit dem Thema Zelle beschäftigt: was Zellen brauchen, warum Zellen altern, warum Zellen kaputtgehen, warum Zellen entarten und somit krank werden. Zellen können ohne Sauerstoff nicht leben, wir können ohne Sauerstoff nicht leben. Eines kann ich schon vorwegnehmen: Eine mangelhafte Sauerstoffversorgung hat Krankheiten zur Folge, bis hin zum Tod. Es ist lebensnotwendig, den Körper immer mit *ausreichend* Sauerstoff zu versorgen.

Man könnte jetzt denken: „Das ist doch ganz einfach! Wir atmen eben und bekommen so Sauerstoff!“ Aber es geht nicht nur darum, den Sauerstoff in unseren Körper zu bekommen, sondern es geht darum, *viel* Sauerstoff in *jede* Zelle zu bekommen. Wenn du schon mal kalte Hände, kalte Füße oder eine kalte Nase hattest, war eine unzureichende Versorgung mit Sauerstoff die Ursache. Gerade der Sauerstofftransport hängt von unterschiedlichsten Faktoren ab, die ich dir auf den nächsten Seiten vorstellen werde.

Wir sind glücklich und froh, wenn wir nicht krank werden, wir sind glücklich und froh, wenn wir unser Tagewerk ohne Probleme hinter uns bringen. Es gibt also keinen Grund, etwas infrage zu stellen, es gibt keinen Grund, etwas zu ändern – oder doch? Denn eine andere Atmung kann dir ein Leben auf einer anderen Höhe erschließen.

Ein höheres Potenzial erfordert jedoch auch einen höheren Einsatz. Immer wenn man die eine Ebene verlassen möchte, muss man sich anstrengen, Verhaltensweisen ändern und aktiv werden. Lass dich daher von mir in die Welt der ganzheitlichen Gesundheit mitnehmen! Ich hoffe und wünsche mir, dass ich dir mit diesem Buch helfen kann, dass du gesünder, fitter, leistungsfähiger und glücklicher unterwegs bist und dein Leben genießen kannst.

Die in diesem Buch enthaltenen Einnahmeempfehlungen von Nährstoffen basieren auf gesicherten Werten und wurden durch unabhängige Langzeitstudien belegt. Dabei komme ich zu anderen Einnahmeempfehlungen als die Deutsche Gesellschaft für Ernährung DGE e.V., deren Referenzwerte darauf ausgerichtet sind, dass „lebenswichtige physische und psychische Funktionen sichergestellt und Mangelkrankheiten verhindert“ werden. Wir wollen aber nicht nur etwas verhindern, sondern den Körper optimieren.

Die Nährwerttabelle in diesem Buch (Seite 92) wurde mit bestem Wissen und Gewissen erstellt und von einem medizinischen Fachbeirat geprüft, ebenso wie die Empfehlungen zur Wasser- und Salzaufnahme. Wie ich zu den von mir empfohlenen Werten komme, erläutere ich im Buch ausführlich. Wenn du mehr dazu wissen möchtest, kann du die im Buch geschilderten theoretischen und wissenschaftlichen Grundlagen in unserem Online-Portal (www.pur-life.de) nachlesen und findest hier auch Quellen.

Mir ist wichtig, bei all der Wissenschaft, die ich dir zeige, die eigene Logik nicht außer Acht zu lassen. Versuche mitzudenken und zu überlegen, ob das, was ich dir sage, auch stimmt. Hinterfrage bitte das, was ich schreibe, hinterfrage bitte die Wissenschaft, die ich dir darstelle, nutze immer die eigene Logik und das eigene Vorstellungsvermögen.

Bei den praktischen Übungen möchte ich dich bitten, auf deine Wahrnehmung zu achten. Dort gilt generell: Mach nur das, was geht.

Sind Gesundheit, Lebensfreude und Lebensqualität deine Ziele, dann lass mich dir helfen, sie zu erreichen. Mit Humor, Charme und Wissen nehme ich dich mit auf eine Reise in eine gesunde Zukunft. Jetzt viel Spaß beim Lesen und Mitmachen!

Dein

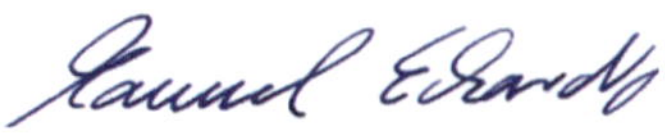

So funktioniert dein Training mit der App

Du erhältst von mir kostenlos einen Zugang zum Onlinecoaching mit dem Vier-Wochen-Trainingsprogramm und vielen weiterführenden Infos unter https://pur-life.de/apps. Dein Code: **„Atmenforlife“**. Lass mich dir zeigen, wie entspannt und lustig trainieren und atmen sein kann, und starte am besten direkt das erste Video.

→ Weitere Informationen zum Onlinecoaching findest du auf Seite 118.

→ Den QR-Code dazu findest du ebenfalls auf Seite 118.

Im Verlauf dieses Buches verweise ich auf Nährstoffe.

→ Wenn du mehr über Nährstoffe wissen möchtest, dann scanne einfach untenstehenden QR-Code.

Du kannst mich immer anschreiben! Du kannst auch gern in meinem Gesundheitszentrum in Weilburg vorbeischauen, an Liveaufnahmen teilnehmen und dich von mir und meinem Team beraten lassen.

→ Eine kurze E-Mail an manuel@pur-life.de, und mein Team und ich sind für dich da.

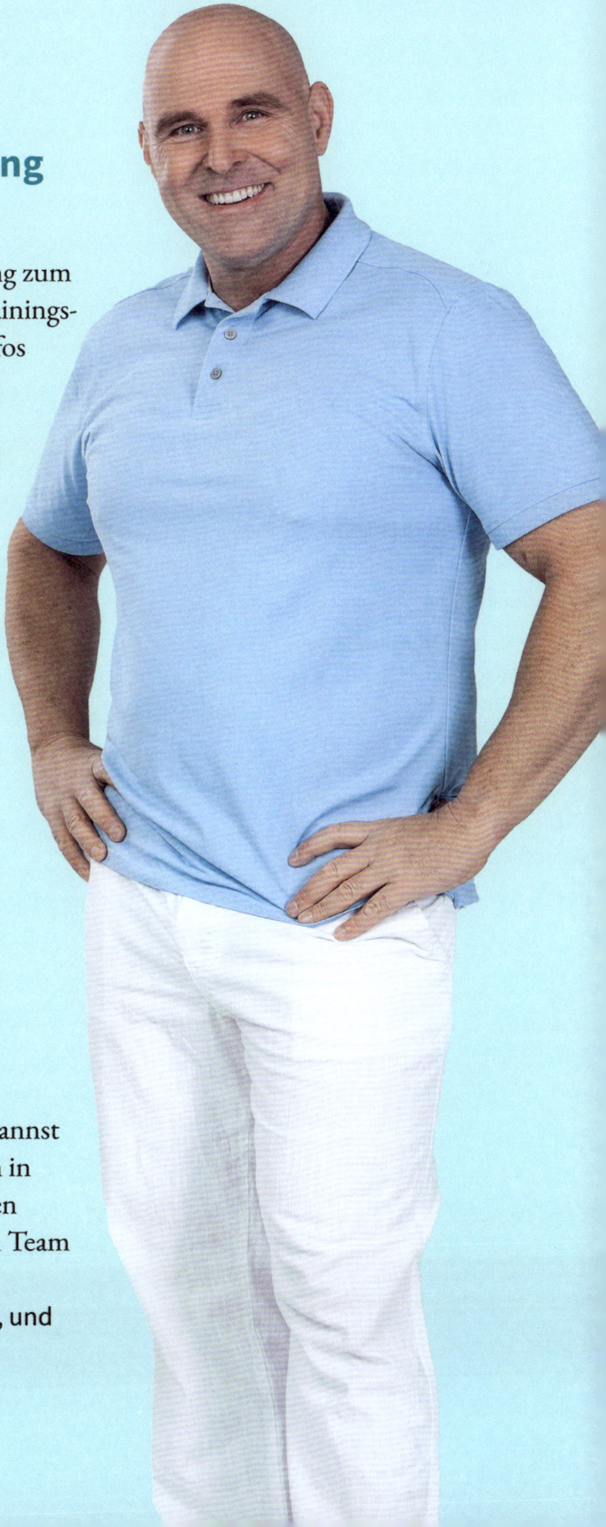

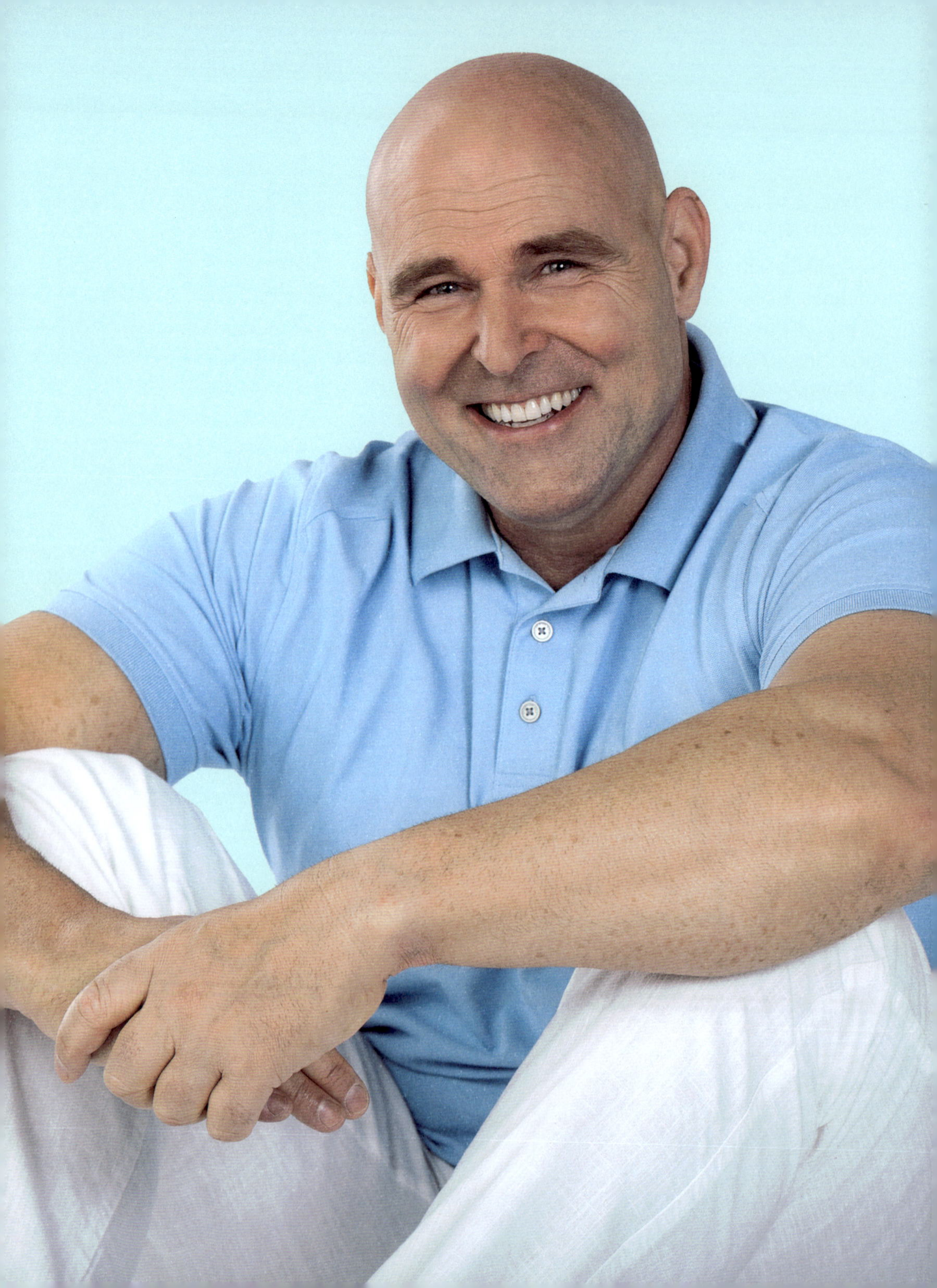

EINFACH RICHTIG ATMEN – GAR NICHT SO EINFACH

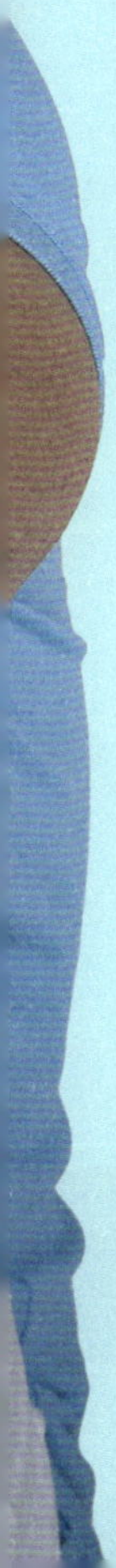

Während du diese Zeilen liest, atmest du ein und wieder aus – mehr oder weniger, ohne dir dessen bewusst zu sein. Diese Tätigkeit, so selbstverständlich sie uns erscheint, beruht auf dem Zusammenspiel unserer Atmungsorgane, zu denen nicht nur die Lunge gehört, sondern unter anderem auch Mund und Nase, Luftröhre und Zwerchfell. Wie sie miteinander funktionieren, erfährst du im folgenden Kapitel.

Unsere Atmungsorgane

Alle Atmungsorgane zusammen bezeichnet man auch als Atemtrakt, Atmungsapparat, respiratorisches System, Atmungssystem oder Respirationstrakt (lat. respirare = ausatmen). Man unterscheidet die oberen Atemwege mit Nasenhöhle und Nasennebenhöhlen, Mundhöhle und Rachen und die unteren Atemwege mit Kehlkopf, Luftröhre und Lunge.

Unsere Atmungsorgane

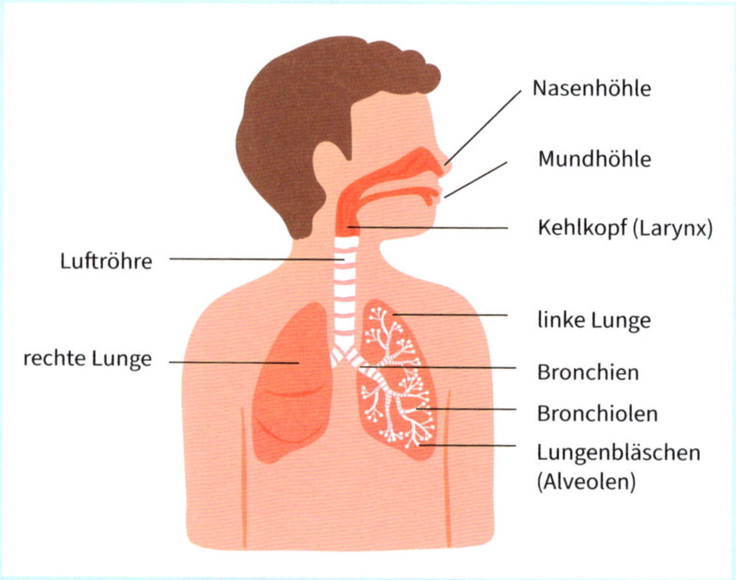

Das respiratorische System

Die Einatmung beginnt, indem Luft durch die Nasenlöcher in den Körper „gesaugt“ wird. Zur Nase gehören die Nasenhöhlen, Nasenmuscheln und die Nasennebenhöhlen. Der Schleimfilm der Nase wärmt die einströmende Luft an, die Härchen der Nasenmuscheln gewährleisten, dass Schmutzpartikel hängenbleiben und nicht tiefer in den Atemtrakt gelangen.

Wir können auch durch den Mund atmen, dann jedoch gelangt die Luft direkt in den Rachen, ohne erwärmt zu werden und ohne dass schädliche Partikel abgefangen werden. Wer dauerhaft durch den Mund atmet, riskiert deshalb negative Auswirkungen auf die Gesundheit von Rachen oder gar Bronchien.

Im ungefähr 13 cm langen Rachen treffen sich der Luftweg der Nase und der Speiseweg des Mundes, um sich am unteren Teil des Rachens erneut aufzuteilen: in die Luftröhre und die dahinterliegende Speiseröhre. Die Luftröhre ist etwa 12 cm lang und verbindet den Kehlkopf, der Speise- und Luftröhre voneinander trennt und die Stimmbänder beheimatet, mit den Lungenbronchien.

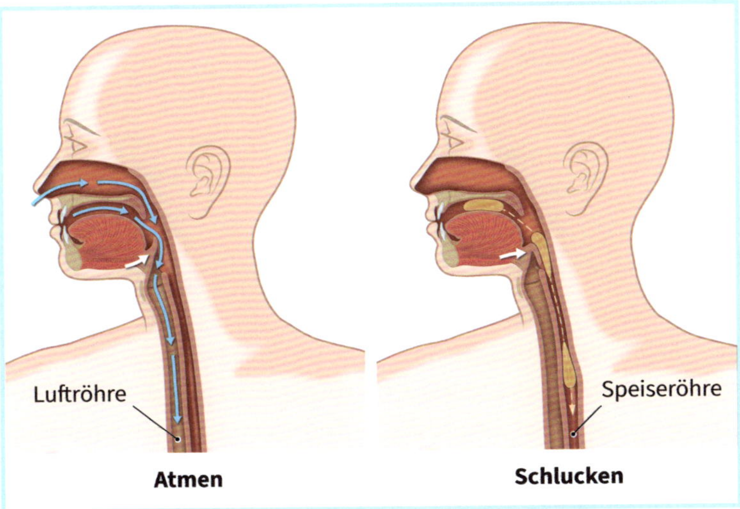

Im Rachen treffen sich der Luftweg der Nase und der Speiseweg des Mundes

Die Lunge

Wenn du einen Apfel in der Mitte durchschneidest und das Kerngehäuse in der Mitte siehst, erinnert er ein wenig an die Luftröhre, die sich in zwei Hauptbronchien teilt – einen für jeden Lungenflügel. Ähnlich einem Baum, der in immer feinere Äste übergeht, verzweigen sich diese Hauptbronchien weiter in Sekundär- und Tertiärbronchien, bis hin zu den winzigen Bronchiolen. Jeder dieser „Äste" leitet die Luft tiefer in das Labyrinth unserer Lunge.

An den Enden der Bronchiolen befinden sich kleine luftgefüllte Säckchen, die Lungenbläschen oder Alveolen. Es sind ca. 300 Millionen davon, so zahlreich wie Sterne am Himmel und so winzig, dass sie für das bloße Auge nicht sichtbar sind.

In den Alveolen geschieht das, was man als den Kern des Atmens bezeichnen könnte. Ihre Wände sind unglaublich dünn und von einem Netz aus Kapillaren durchzogen, winzigen Blutgefäßen. Hier, an dieser Schnittstelle, tritt der Sauerstoff aus der Luft in unser Blut über und wird über unser „Blutleitungssystem", unsere Arterien und Venen, in jede noch so kleine Zelle transportiert. Gleichzeitig nimmt das Kohlendioxid, ein Abfallprodukt unseres Körpers, beim Ausatmen den entgegengesetzten Weg.

In unserem Körper geschehen unglaublich viele Aktionen und Reaktionen in so winzigen Bereichen, dass es kaum vorstellbar ist. Die Membran, die den Alveolarraum vom Blut trennt, ist so fein, dass sie nur ein paar Mikrometer misst. Dennoch sorgt sie dafür, dass Luft und Blut effektiv, aber getrennt voneinander arbeiten können. Ein wahres Meisterwerk, wie so vieles in unserem Körper.

Unsere Lunge ist nicht nur ein Organ zum Atmen, sondern ein Teil unseres Immunsystems und ein hochkomplexes System, das in jeder Sekunde für unsere Gesundheit arbeitet.

Die Lunge stellt außerdem einen Teil unseres Immunsystems dar. Ihr Inneres ist feucht und warm – ein Paradies für Bakterien und Viren. Doch die Lunge ist auf diese Eindringlinge vorbereitet. Die Bronchien und Bronchiolen sind mit Flimmerepithelzellen ausgekleidet. Diese Zellen besitzen winzige Härchen, die sich konstant bewegen und Schmutz, Schleim und Fremdpartikel aus der Lunge befördern.

Unsere Lunge ist also weit mehr als ein Organ zum Atmen. Es ist ein hochkomplexes, gut geöltes System, das jeden Tag in jedem Moment perfekt für uns funktioniert. Es ist ein Organ, das Leben und Vitalität symbolisiert. Schütze und schätze es, so wie du es mit jedem anderen wertvollen Schatz tun würdest.

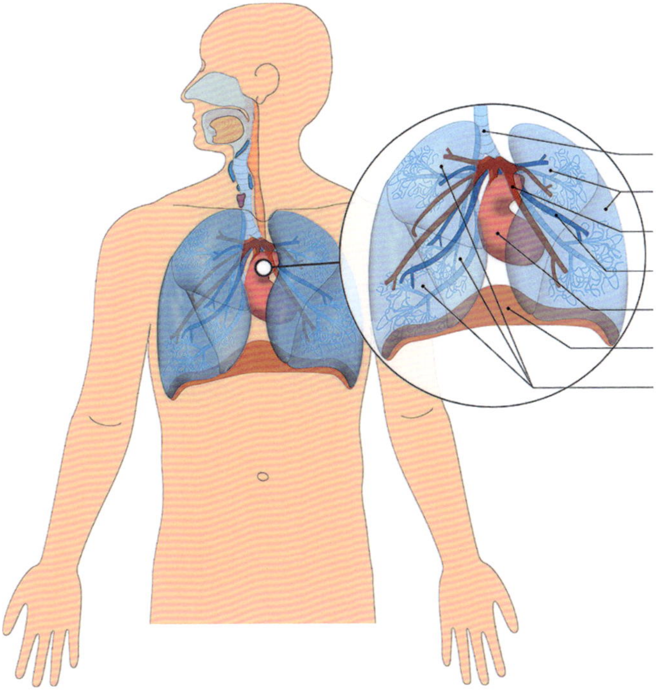

Der Aufbau unserer Lungen

Die Lungenkapazität

Es ist schon sehr erstaunlich, wie ein einfaches Element wie Sauerstoff in so vielen Aspekten unseres Lebens eine Rolle spielt. Vom Energiekraftwerk in unseren Zellen bis hin zu unserem Immunsystem – Sauerstoff ist überall.

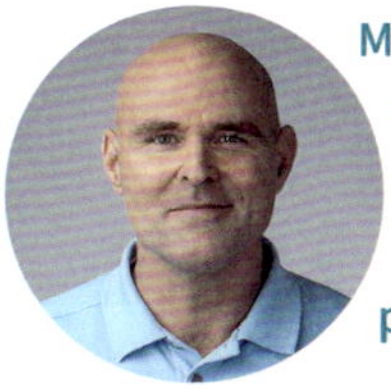

Mit den hier im Buch beschriebenen Übungen wirst du lernen, den Sauerstoff zu nutzen, um richtig zu atmen, und du wirst deine Sauerstoffaufnahme im Blut und damit auch deine Lungenkapazität erhöhen. Mit meinen Empfehlungen baut dein Körper zudem mehr Sauerstofftransporter.

Die Volumina der Lungenkapazität

Genauso vielschichtig, wie ihre Funktionen sind, so differenziert sind die Volumina und Kapazitäten, die unsere Lunge zu bieten hat. Stell dir vor, du nimmst den tiefsten Atemzug, den du je genommen hast. Das Maximum an Luft, das du in deinen Lungen aufnehmen kannst, nachdem du so tief wie möglich ausgeatmet hast, ist das, was wir als **Vitalkapazität** bezeichnen. Beeindruckend, oder? Es ist ein Maß für die gesamte Menge an Luft, die deine Lungen halten können. Und wie bei allem in unserem Körper variiert diese Kapazität von Person zu Person.

Wenn wir einatmen und ausatmen, nutzen wir meist nicht unsere gesamte Vitalkapazität. Das Volumen an Luft, das bei normaler Atmung in und aus der Lunge fließt, wird **Atemzugvolumen** genannt. Es ist der regelmäßige, ruhige Rhythmus unserer Atmung, wenn wir lesen, fernsehen oder einfach nur entspannen.

Das **Residualvolumen** ist das kleine, hartnäckige Volumen an Luft, das in der Lunge verbleibt, auch nachdem du so kräftig wie möglich ausgeatmet hast. Stell es dir wie einen Sicherheitspuffer vor. Dank dieses Volumens kollabiert unsere Lunge nicht und bleibt immer ein wenig aufgeblasen.

Kommen wir zum nächsten Begriff: Die **funktionelle Residualkapazität** ist das Volumen an Luft in den Lungen nach einem normalen Ausatmen. Nicht zu verwechseln mit dem Residualvolumen. Während das Residualvolumen die Luft ist, die immer in der Lunge bleibt, repräsentiert die funktionelle Residualkapazität die Luft, die nach einer normalen Ausatmung verbleibt, zuzüglich des Residualvolumens.

Die verschiedenen Volumina sind darauf ausgelegt, in verschiedenen Situationen effizient zu arbeiten, sei es beim Sport, im Ruhezustand oder beim Schlafen. Jedes dieser Volumina hat seinen eigenen Zweck und trägt dazu bei, dass wir atmen und leben können.

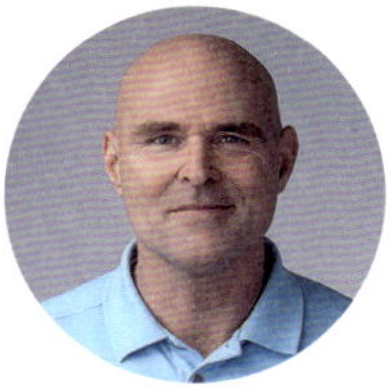

Mit den Übungen in diesem Buch trainierst du alle Volumina auf wissenschaftlicher Basis, damit du messbare Erfolge verzeichnen kannst.

Faktoren, die die Lungenkapazität beeinflussen

Rauchen, Luftverschmutzung und andere schädliche Faktoren können unsere Lungenkapazität beeinträchtigen. Wie bei allem im Leben gilt: Wenn wir verstehen, wie etwas funktioniert, können wir besser darauf aufpassen. Und wenn es um unsere Lungen geht, sollte diese Fürsorge an erster Stelle stehen.

Die Lungenkapazität ist nicht bei jedem Menschen gleich. Und sie bleibt im Verlauf unseres Lebens auch nicht immer konstant. Es gibt eine Vielzahl von Faktoren, die unsere Lungenkapazität beeinflussen können. Lass sie uns gemeinsam erkunden.

- **Alter:** Beginnen wir mit einem der unausweichlichsten Aspekte des Lebens – dem Altern. Ja, wie bei so vielen Dingen hat das Alter auch Einfluss auf unsere Lungen. Mit der Zeit verlieren die Lungen an Elastizität, und das Volumen kann sich verringern. Mit meinen Übungen kannst du diesen Prozess effektiv verlangsamen.
- **Geschlecht:** Es mag dich überraschen, aber Männer und Frauen haben unterschiedliche Lungenkapazitäten. Im Allgemeinen haben Männer größere Lungen als Frauen, was zu einer höheren Vitalkapazität führt. Aber lass dich nicht täuschen! Es bedeutet nicht unbedingt, dass Männer eine bessere Lungengesundheit oder -funktion haben oder gar von Natur aus fitter sind. Wie wir gesehen haben, gehören viele Faktoren dazu.
- **Körpergröße:** Größere Menschen haben in der Regel eine höhere Lungenkapazität. Dies ist biologisch sinnvoll, da größere Körper mehr Sauerstoff benötigen und daher größere Lungen benötigen, um diesen Bedarf zu decken.

- **Aktivitätsniveau:** Ein aktiver Lebensstil wirkt sich positiv auf die Lungenkapazität aus. Sportler haben oft eine beeindruckende Lungenkapazität, da ihre Lungen regelmäßig trainiert werden, um mehr Sauerstoff aufzunehmen und abzugeben. Das gilt auch für die Blutmenge.
- **Gesundheitszustand:** Chronische Krankheiten wie Asthma oder COPD (allgemein als Raucherlunge bekannt) können die Lungenkapazität erheblich beeinträchtigen. Diese Erkrankungen verursachen eine Verengung oder Blockierung der Atemwege, was zu einer Verringerung des Luftvolumens führt.
- **Umweltfaktoren:** Wir leben in einer Zeit, in der Umweltverschmutzung in vielen Teilen der Welt ein ernstes Problem darstellt. Schadstoffe in der Luft können unsere Lungen beeinträchtigen und zu einer verminderten Lungenkapazität führen. Denk an die Lunge als Filter: Je sauberer die Luft, desto effizienter kann dieser Filter arbeiten.
- **Rauchen:** Last, but not least, das Rauchen. Diese Gewohnheit ist wohl der größte Feind unserer Lungen. Es reduziert nicht nur die Lungenkapazität, sondern kann auch zu zahlreichen anderen gesundheitlichen Problemen führen.

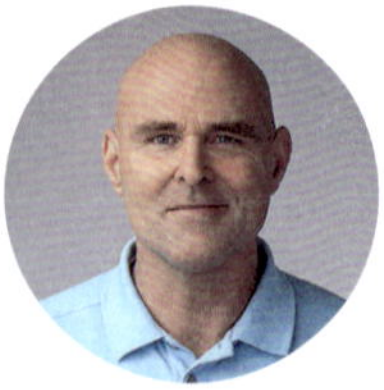

Im Verlauf unseres Lebens verlieren die Lungen an Elastizität, und das Volumen kann sich verringern. Mit meinen Übungen kannst du diesen Prozess effektiv verlangsamen.

Die Liste könnte noch weitergehen. Aber das Wichtigste, was du aus diesem Abschnitt mitnehmen kannst, ist das Bewusstsein, wie viele Dinge unsere Lungenkapazität beeinflussen können. Einige dieser Faktoren liegen außerhalb unserer Kontrolle, aber bei vielen anderen haben wir die Macht, Veränderungen herbeizuführen. Vor allem aber werden wir trainieren und aktiv zur Verbesserung beitragen. Was am wichtigsten ist, du wirst beim Training Spaß haben und dich anschließend toll fühlen, denn atmen tut einfach unglaublich gut.

Achte auf deine Lunge. Atme tief durch, genieße die frische Luft und schätze dieses unglaubliche Organ. Ein wenig Fürsorge und Aufmerksamkeit haben einen nicht zu unterschätzenden Effekt. Darauf werde ich immer wieder hinweisen. Du wirst künftig wacher durch die Welt gehen, bewusster atmen, bewusster Sport treiben und auch bewusster trinken. Lass dich überraschen, was alles noch passiert, wenn du erst einmal angefangen hast, wirklich zu atmen.

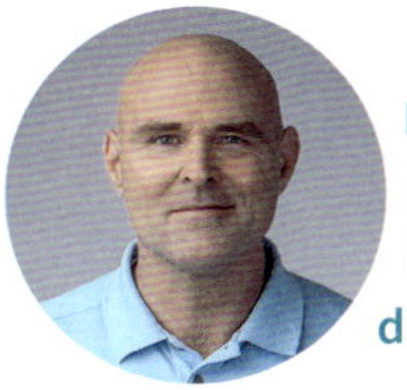

Du kannst jetzt schon deinen Zugang zum Onlinetraining aktivieren und mit dem Training starten. Nichts spricht dagegen. Mach es einfach, du kannst nichts falsch machen. Lass die Chance nicht ungenutzt, starte direkt und genieße es!

Das Zwerchfell

Für das Ein- und Ausatmen der Luft benötigt unser Körper die Atemmuskulatur. Zur Atemmuskulatur gehören das Zwerchfell, die Zwischen- und Unterrippenmuskeln sowie viele kleinere Atemhilfsmuskeln, je nachdem, in welcher Lage wir uns befinden oder ob wir Brust- oder Bauchatmung praktizieren.

Das Zwerchfell, unser Hauptatemmuskel, unterstützt die Lunge bei ihrer Bewegung am stärksten. Das kuppelförmige Zwerchfell ist eine Muskel-Sehnen-Platte, die unsere Brust- und Bauchhöhle voneinander trennt. Wenn es sich zusammenzieht, entsteht in der Lunge ein Unterdruck, der sie dazu bringt, sich zu dehnen und frische Luft einzusaugen. Beim Entspannen des Zwerchfells wird die „verbrauchte" Luft wieder ausgestoßen.

Am Zwerchfell kann man wieder die Komplexität aller Abläufe in unserem Körper sehen. Weil das Zwerchfell ein Muskel ist, kann es sehr stark sein, es kann verkürzen, es kann verkleben oder sogar verkümmern. Sodbrennen, Reflux und sogar Unruhezustände und Angst sind nur ein paar Symptome, die durch ein „missachtetes“ Zwerchfell auftreten können. Daher sollten wir diesen Muskel trainieren, dehnen und entspannen.

Wieder einmal ist es unsere einseitige Lebensführung, die auch dem Zwerchfell Probleme bereitet. Sitzen wir den ganzen Tag oder stehen wir viel oder liegen wir falsch – viele Ursachen können dazu führen, dass dieser große Muskel in uns, den wir nicht sehen können und der nur sehr schwer aktiv wahrnehmbar ist, uns Beschwerden macht.

Das aus meiner Sicht größte Problem daran ist, dass wir bei den auftretenden Symptomen nur selten das Zwerchfell als Verursacher auf dem Schirm haben, insbesondere, wenn es um psychische Symptome wie Unruhezustände oder gar Angst geht. Auch ein permanentes Völlegefühl oder ein konstanter Bauch- und Magendruck kann mit dem Zwerchfell zusammenhängen.

Man muss sich das Zwerchfell als Netz vorstellen, dass sich über und um den Magen herumschlingt. Zieht dieses Netz sich zu sehr zusammen, haben wir ein ständiges Magendrücken, das auf Dauer zu einem Reflux führen kann, einem Aufstoßen von Magensäure, die die Speiseröhre sehr stark schädigen kann.

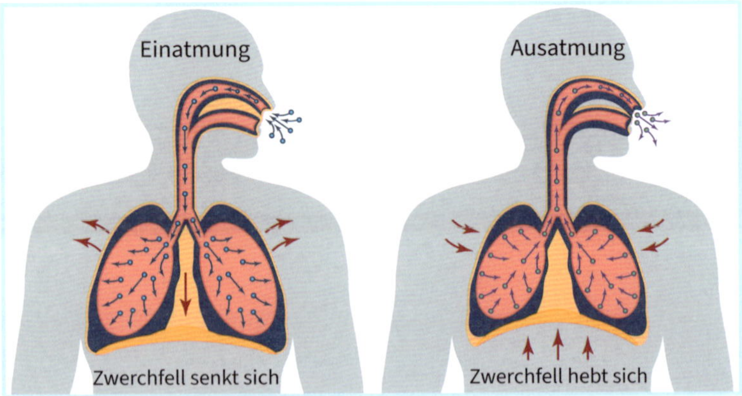

Die Rolle des Zwerchfells bei der Ein- und Ausatmung

Wir alle kennen das Gefühl, wenn wir am nächsten Tag eine Prüfung schreiben müssen oder einen sehr wichtigen Termin haben und sich unser Magen zuschnürt. Sollte man so ein Gefühl dauerhaft haben, dann stimmt etwas mit der Atmung und dem Zwerchfell nicht. Der Zusammenhang ist klar. Denn wie fühlen wir uns, wenn wir gestresst sind? Wie sitzen und wie stehen wir? Wir sind nicht entspannt, wir atmen schnell. Schnelles Atmen heißt immer, dass das Zwerchfell schnell arbeiten muss. Wenn ein Muskel schnell arbeiten muss und das dauerhaft, oder ständig in einer verkürzten Position verharren muss, dann kann er verkürzen und verkleben, was unangenehme Symptome zur Folge haben kann.

An diesen Beispielen sehen wir wieder, dass es nicht mit ein paar Übungen getan ist, um entspannter zu atmen und zu leben. Erst wenn du diese Zusammenhänge verstehst und damit arbeitest, kann das Bild einer wirklich ganzheitlichen Gesundheit entstehen.

Muskelentspannung ist kompliziert

Mit diesem Wissen könntest du jetzt denken, okay, dann dehnen wir eben das Zwerchfell und alle Probleme werden sich in Wohlgefallen auflösen. Leider ist das nicht der Fall, denn Dehnung und Entspannung sind komplex: Wer Muskeln lockern, lösen und entspannen will, muss sich beispielsweise auch mit dem Thema Kalium-Natrium-Pumpe auseinandersetzen. Denn unser Körper lässt nur los und entspannt, wenn die richtigen Mineralien und Elektrolyte in der richtigen Konzentration vorhanden sind.

Du kannst so viel dehnen, wie du willst, es wird nicht die Entspannung und Lösung bringen, die du dir erhoffst, wenn du nicht den Zusammenhang mit der Flüssigkeitsaufnahme und den richtigen Elektrolyten kennst. Gerade für die Entspannung brauchen wir Magnesium, Natrium und Kalium. Dazu erzähle ich dir später noch mehr.

Hier findest du zur Übersicht die wichtigen Atmungsorgane und ihre Aufgaben zusammengefasst:

ATMUNGSORGAN	FUNKTION
Nase und Nasenhöhlen	Reinigen, Anfeuchten und Erwärmen der Luft
Rachen	Luftleitung
Kehlkopf	Luftleitung mit Schutzfunktion: verhindert, dass Essen in die Luftröhre gelangt
Luftröhre	Luftleitung, Zugang zu den Lungen, Filtern von Schadstoffen
Bronchien und Bronchiolen	Luftleitung
Alveolen (Lungenbläschen)	Gasaustausch

Wozu wir Sauerstoff brauchen

Ich vergleiche den Körper gern mit einer gut geschmierten Maschine. Ein Motor braucht frische Luft und Sauerstoff, um zu laufen, genauso ist es mit unserem Körper.

Wenn du meine anderen Bücher kennst, weißt du, dass ich gern den Körper mit einem Auto oder einer gut geschmierten Maschine vergleiche. Dieser Vergleich passt auch hier: Jede Verbrennung, zum Beispiel im Automotor, erfordert Sauerstoff, einen Brennstoff und einen Funken. Dann brennt ein Feuer und läuft ein Motor. Das bedeutet, der Automotor muss frische Luft ansaugen, sonst läuft gar nichts. Beim Auto hat man da noch einen Luftfilter dazwischengeschaltet, der die Luft von Partikeln befreit, damit die Verbrennung so gut wie möglich abläuft.

In unserem Körper läuft es genauso. Denn jede Verbrennung läuft gleich ab, und wenn der menschliche Körper Energie produzieren soll, geht das nur mit frischer Luft und Sauerstoff. Wir merken das sofort: Wenn wir in einem schlecht belüfteten Raum mit vielen Menschen sitzen und der Sauerstoff knapp wird, dann werden wir müde und schläfrig. Die Energieproduktion funktioniert nicht mehr ordentlich und wir sind weniger leistungsfähig.

Das Prinzip des Gasaustauschs

Der oben beschriebene Weg ist der Anfang des sogenannten Gasaustausches. Hier wird frischer Sauerstoff ans Blut abgegeben und „alte", verbrauchte Luft in Form von Kohlendioxid wieder aus dem Körper geleitet. All das passiert in unserer Lunge. Der Blut- und somit Sauerstofffluss wird über unseren Herzschlag gesteuert. Brauchen wir, bei Anstrengung, viel Sauerstoff, dann muss unser Herz schneller schlagen und der Puls erhöht sich, damit die Muskeln mehr Sauerstoff und „Brennstoffe" bekommen. Sind wir eher im Chill-Modus, kann das Herz etwas langsamer schlagen, da der Körper nicht so viel Sauerstoff und Energie braucht.

Der Gasaustausch in den Lungenbläschen (Alveolen)

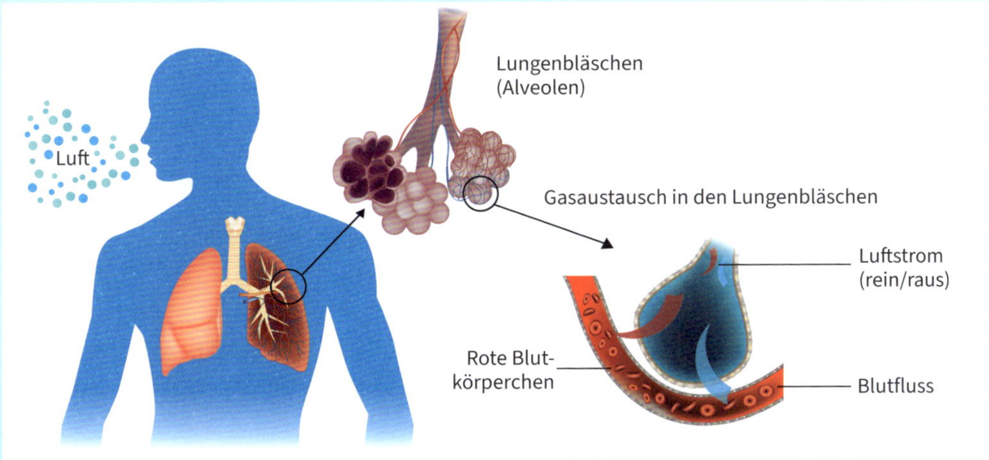

Es wäre jedoch zu einfach, wenn wir diesen Vorgang allein der Trainingsleistung des Herzens zuschreiben würden, also zu denken: Wenn wir viel Sauerstoff brauchen, dann muss einfach nur das Herz schneller schlagen. Die Problematik ist, dass die Menge an

Sauerstoff, die das Blut aufnehmen kann, begrenzt ist. Sie wird begrenzt durch die roten Blutkörperchen oder -zellen (Erythrozyten), die mithilfe des Hämoglobins, des roten Blutfarbstoffs, den Sauerstoff binden bzw. aufnehmen und transportieren. Diese beiden Parameter beschreiben, wie viel Sauerstoff aufgenommen werden kann und wie viel transportiert werden kann.

Sind die Erythrozyten gering und damit auch das Hämoglobin, können wir nicht wirklich leistungsfähig und tatkräftig sein. Unsere Energie, unsere Leistung hängt wesentlich davon ab, wie viel Sauerstoff wir unserem Körper zuführen können. Haben wir nicht genug rote Blutkörperchen und Hämoglobin, sind wir müde, der Stoffwechsel funktioniert nicht optimal und wir werden im schlimmsten Fall krank.

Der Sauerstofftransport im Blut

Wie funktioniert das mit dem Sauerstofftransport genau? Die Erythrozyten, auch rote Blutkörperchen oder Blutzellen genannt, kannst du dir wie kleine, auf beiden Seiten eingedellte (bikonkave) Scheiben vorstellen. Sie schwimmen in unserem Blut und transportieren den Sauerstoff in die kleinsten Zellen.

Die roten Blutkörperchen bringen den Sauerstoff, den du einatmest, bis in die kleinsten Zellen deines Körpers und transportieren auf dem Rückweg das Stoffwechsel-Abfallprodukt Kohlendioxid zurück zur Lunge, sodass du es einfach ausatmen kannst.

Das können sie nur tun, wenn sie mit Hämoglobin „geladen" sind, am dem die Sauerstoffmoleküle haften. Rote Blutkörperchen bestehen sogar zu etwa 90 % nur aus Hämoglobin. Die Erythrozyten machen sich also auf, den Sauerstoff, den du einatmest, in jede noch so abgelegene Zelle im Körper zu bringen. Weil sie so klein und vor allem verformbar sind, können sie sich selbst durch die winzigsten Blutgefäße winden. Haben sie ihn dort abgegeben, reisen sie nicht leer zurück, sondern bepacken sich mit Kohlendioxidmolekülen, die sich zur Lunge zurücktransportieren. Mit der Ausatmung befördern wir dann dieses Abfallprodukt unseres Stoffwechsels wieder nach draußen. Eine beeindruckende Mission also, die die roten Blutkörperchen da rund um die Uhr ohne Unterbrechung ausführen!

Das Sauerstofftransportprotein Hämoglobin besteht aus vier Proteinuntereinheiten, die jeweils ein Eisenatom enthalten. Dieses Eisen ist der Schlüssel zur Bindung von Sauerstoff. Das Eisen, das im Hämoglobin benötigt wird, stammt ursprünglich aus unserer Nahrung. Denke an das dunkle Grün von Spinat oder das saftige Rot von Rindfleisch. Unsere Nahrungsmittel liefern uns das notwendige Eisen, das dann im Darm resorbiert, also aufgenommen und in den roten Blutkörperchen eingebaut wird, um Teil des magischen Hämoglobins zu werden. Weil wir aber nicht jeden Tag Spinat oder rotes Fleisch essen können (und wollen), schon gar nicht die Veganer und Vegetarier unter uns, sollten wir hin und wieder den Eisenspiegel im Blut kontrollieren lassen und bei Bedarf Eisen in Form eines Nahrungsergänzungsmittels supplementieren.

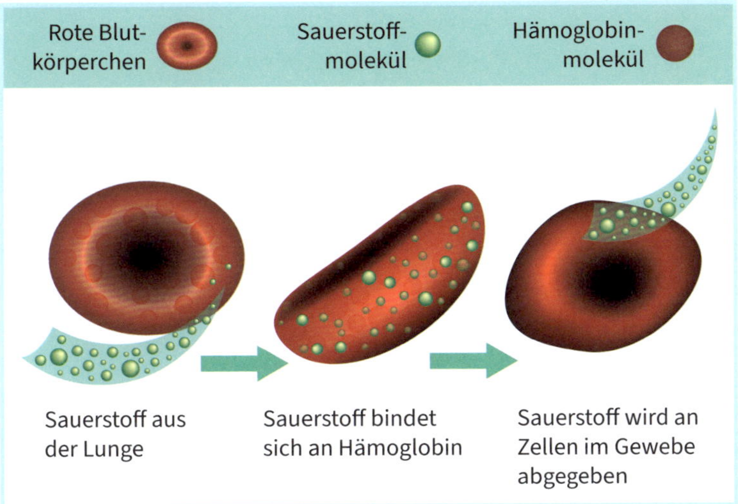

Die Sauerstoffaufnahme über das Hämoglobin (roter Blutfarbstoff) in den Erythrozyten (rote Blutzellen)

Was können wir also tun, um gesünder, schlanker und entspannter werden? Wir müssen die Zahl der Sauerstoff transportierenden Blutzellen erhöhen. Wie das genau geht, schauen wir uns im Detail im Folgenden an. Ich nehme es aber schon mal vorweg: Es geht, indem wir gezielt die Zellbildung aktivieren, und zwar, indem wir ...

- uns bewegen,
- die richtigen Nahrungsbausteine zur Verfügung stellen,
- richtig und ausreichend trinken,
- regenerieren,
- ausreichend schlafen, da nur im Schlaf der Körper diese Zellen baut,
- all das durch die richtigen Atemtechniken und -übungen unterstützen.

Es reicht also nicht, einfach nur Sport zu machen und die Leistung durch das Training zu steigern. Das kann sogar kontraproduktiv sein. Denn Sport und Anstrengung sind „zerstörerische" Prozesse des Körpers, die immer Ressourcen verbrauchen. Wenn wir diesen Ressourcenraub nicht kompensieren, dann schaden wir uns. Wir müssen also einen Plan haben, um unser Ziel zu erreichen, sonst gilt tatsächlich: „Sport ist Mord".

Unsere Blutkörperchen werden im Knochenmark gebildet. Ihre Bildung ist abhängig von der Art, der Intensität und dem Umfang unserer Bewegungen. Das ist der Grund, warum Menschen im Alter blasser, unfitter, schwächer werden. Sie bewegen sich weniger, dadurch wird die Bildung der Blutkörperchen weniger angeregt.

Hinzu kommt, dass wir für die Bildung von Blutkörperchen Nährstoffe brauchen – und davon nicht wenig. Gerade für die Zellbildung brauchen wir Eiweiß. Das Eiweiß spielt hier eine elementare Rolle. Fehlt es, kann der Körper weder Energie noch Zellen bilden. Fehlen dann noch Vitamine und Spurenelemente, werden wir immer schwächer, müder und antriebsloser.

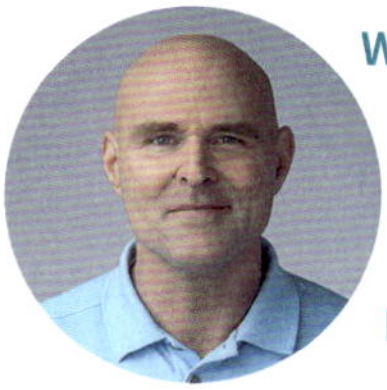

Wir können die Bildung von Blutkörperchen unterstützen: durch die richtige Ernährung, die richtige Bewegung und die richtige Atmung. Wir können unser Blutvolumen erhöhen, wir können die Atmung trainieren und damit Laune und Energieniveau verbessern. Dabei helfen dir dieses Buch und die Übungen.

Die vier Säulen der Gesundheit

Egal was wir machen, wir müssen immer die vier Säulen der Gesundheit im Auge behalten: Bewegung, Ernährung, Regeneration und Geist. Diese vier Säulen habe ich ausführlich in meinem Buch „Die B-E-R-G-Formel“ dargestellt (siehe Anhang). Einen kurzen Überblick erhältst du auf S. 73.

Eine gute Sauerstoffsättigung erfordert die ausreichende Bereitstellung von Nährstoffen und Schlaf. Dazu ein gutes, positives Mindset, und wir haben gute Chancen, lange Freude an unserem Körper zu haben. Trainieren und fordern wir unseren Körper ohne ausreichende Zufuhr von Nährstoffen und ausreichend Ruhe und Entspannung, schaden wir unserer Gesundheit nachhaltig. Je besser die Sauerstoffversorgung und der Transport von Sauerstoff funktioniert, desto leistungsfähiger, stressresistenter und entspannter sind wir. Kurzum, viel Sauerstoff bedeutet den ersten Schritt zu mehr Gesundheit.

Im Folgenden erkläre ich dir genauer, was mit dem Sauerstoff geschieht, den du gerade eingeatmet hast, wo er hingeht, nachdem er deine Lunge erreicht hat, und wie er schließlich in den tiefsten Winkeln deines Körpers ankommt. Lass uns gemeinsam diese faszinierende Reise machen. Kleine Randnotiz: Wir atmen ca. 10 Millionen Mal pro Jahr ein und aus!

Was passiert beim Ein- und Ausatmen?

Alles beginnt mit einem tiefen Atemzug. Wenn die frische, sauerstoffreiche Luft durch deine Nasenlöcher oder deinen Mund strömt, wird sie durch die Luftröhre direkt in die Lungen geleitet. Hier in den Lungenbläschen, in den winzigen luftgefüllten Alveolen, geschieht das erste große Wunder. Der Sauerstoff tritt durch die feinen Wände der Alveolen, überquert die ebenso zarte Wand der umliegenden Kapillaren und gelangt direkt in den Blutkreislauf.

Der Sauerstoff kommt ins Blut. In unseren Blutbahnen warten die roten Blutkörperchen (Erythrozyten) darauf, den Sauerstoff aufzunehmen. Sie sind perfekt dafür geschaffen. Ein eisenhaltiger Proteinkomplex, der Blutfarbstoff Hämoglobin, bindet die Sauerstoffmoleküle und trägt sie sicher durch den Strom des Lebens – unser Blutsystem. Durch das komplexe Netzwerk unserer Arterien reist der Sauerstoff durch jeden Winkel und jede Ecke unseres Körpers in die kleinsten Blutgefäße, die Kapillaren, bis er schließlich seinen Bestimmungsort erreicht: die hungrigen Zellen, die auf diesen lebenswichtigen Besucher warten.

Dort, am Ende dieser erstaunlichen Reise, gibt das Hämoglobin den Sauerstoff in den Zellen ab. Hier wird der Sauerstoff in den Energiezentren der Zellen, den Mitochondrien, zur Energiegewinnung genutzt. Hier hilft er, Energie aus der Nahrung zu gewinnen, die wir essen. Diese Energie wird genutzt, um unser Herz schlagen, unsere Muskeln bewegen und letztlich unseren Körper leben zu lassen. Wenn wir ausatmen, funktioniert das Ganze quasi rückwärts: Das Kohlendioxid, das bei der „Verbrennung“ anfällt, wird über die Blutbahnen wieder in Richtung Lunge befördert und dort von den Alveolen aufgenommen und beim Ausatmen ausgeschieden.

Während du diese Zeilen liest, findet dieser Prozess laufend in dir statt. Mit jedem Atemzug, den du nimmst, mit jeder Sekunde, die vergeht. Diese Reise des Sauerstoffs zeigt, wie perfekt und wunderbar unser Körper in seiner Funktion und seinem Design ist. Es erinnert uns daran, wie wichtig es ist, saubere Luft zu atmen und uns selbst – und unsere Umwelt – zu schützen.

Die Zellatmung: Wo Energie entsteht

Stell dir einen Ort vor, an dem aus einfachem Sauerstoff und Nahrung pure Energie entsteht. Nein, ich spreche nicht von einem modernen Kraftwerk oder einer futuristischen Maschine. Wir haben in unseren Zellen unbeschreiblich kleine Kraftwerke, die das Herzstück jeder Zelle bilden, die Mitochondrien.

> Wir haben in jeder unserer Zellen winzig kleine Kraftwerke, in denen aus Sauerstoff und Nahrung pure Energie entsteht: die Mitochondrien.

Mitochondrien, die Kraftwerke der Zelle

Diese winzigen Strukturen sind der Ort, an dem die Magie der Zellatmung und Energiegewinnung bzw. Energieumwandlung geschieht. Hier wird der zuvor transportierte Sauerstoff genutzt, um Energie aus der Nahrung zu gewinnen, die wir zu uns nehmen.

Die Energiegewinnung beginnt mit der **Glykolyse,** einem Prozess, bei dem Zucker in nutzbare Teile zerlegt wird. Dieser Zucker stammt aus der Nahrung, die du gegessen hast und die dein Körper in seine einfachsten Bestandteile zerlegt hat. Aber die Reise des Zuckers endet nicht hier. Er durchläuft dann den sogenannten **Citratzyklus,** eine faszinierende Abfolge chemischer Reaktionen, die ihn weiter abbauen und dabei wertvolle Energie freisetzen. Dieser Vorgang ähnelt einem elegant choreografierten Tanz, bei dem jedes Molekül seinen spezifischen Platz und Zweck hat. Darauf folgt die sogenannte **Atmungskette,** in der verschiedene komplizierte biochemische Reaktionen ablaufen, die den letzten Schritt des Zuckerabbaus in den Mitochondrien darstellen.

Unser Körper braucht Energie. Wie ich dir schon beschrieben habe, benötigt jede Art der Energieproduktion, egal ob in einer Maschine, in einem Auto oder in uns, Sauerstoff. Aber wie auch im echten Leben bringt nicht Luft ein Feuer zum Brennen, sondern die Luft hilft, Brennstoffe zu verbrennen. Kurzum, jedes Feuer braucht Luft bzw. Sauerstoff. Aber eben auch Brennstoffe und manchmal auch Hilfsstoffe, damit es richtig stark und intensiv brennt. Das macht unser Körper quasi alles von selbst, wenn wir atmen und essen.

Merke dir etwas sehr Wichtiges: Energie wird durch Zucker gewonnen. Das bedeutet, wer Energie im Leben haben möchte, muss Kohlenhydrate essen.

Merke dir hier etwas sehr Wichtiges: Energie wird durch Zucker, also Kohlenhydrate gewonnen. Das bedeutet, wer Energie im Leben haben möchte, muss Kohlenhydrate essen. Wer Kohlenhydrate weglässt, sollte sich nicht wundern, warum er keine Energie mehr hat und das Fett nicht verbrannt wird.

Die Energiebereitstellung

Die Zellen nutzen den Sauerstoff direkt, um eine beeindruckende Menge an Energie in Form von Adenosintriphosphat (ATP) zu produzieren. ATP – das ist das Molekül, das deine Zellen antreibt, dein Herz schlagen lässt und dich letztendlich am Leben erhält. Ohne Atmen also kein ATP und somit auch keine Energie.

Was wir jetzt noch im Auge behalten müssen, ist der Fakt, dass wir die Brennstoffe, die wir zu Herstellung von ATP brauchen, zu uns nehmen müssen. Wie gesagt, Sauerstoff allein brennt nicht. Du kannst so viel atmen, wie du willst: Wenn der Körper keine Brennstoffe und Hilfsstoffe hat, geht das Feuer irgendwann aus.

Es kann also nicht am Sauerstoff liegen, wenn man sich müde und schlapp fühlt, denn Sauerstoff gibt es ausreichend in der Luft und er kann durch „einfaches“ Atmen aufgenommen werden. Nein, es fehlen die Brennstoffe, die Hilfsstoffe und wahrscheinlich der ein oder andere Funke, der das Feuer zum Brennen bringt.

Wir müssen das Richtige essen, damit das Feuer in uns durch den Sauerstoff richtig brennt und wir richtig Leistung bringen können. Weiter oben hast du gelesen, dass sich der Sauerstoff an das Hämoglobin im Blut hängt, das den Sauerstoff durchs Blut in die Zellen transportiert.

Das bedeutet: Wir können den besten Sauerstoff der Welt atmen, wir können so schnell, so tief oder so stark atmen, wie wir wollen – wenn wir kein bzw. zu wenig Hämoglobin im Blut haben, dann kann der Sauerstoff nicht transportiert werden und wir fühlen uns abgeschlagen, denn das Feuer in unseren Zellen kann nicht intensiv brennen. Es sind einfach keine Transporter da, die den Sauerstoff in die Zellen bringen.

Sauerstoff und Immunsystem

Stell dir eine mittelalterliche Burg vor, mit hohen Mauern, Wächtern und einem tiefen Graben. Das ist unser Immunsystem – der Beschützer, der Tag und Nacht arbeitet, um uns gegen die ständige Bedrohung von Bakterien, Viren und anderen Eindringlingen zu verteidigen. Und wer hätte es gedacht: Der unsichtbare Held, der Sauerstoff, spielt eine Schlüsselrolle in diesem großartigen Verteidigungssystem.

Sauerstoff nährt und belebt unsere Zellen, aber er ist auch eine wichtige Waffe in unserem Immunarsenal. Bestimmte Immunzellen, Phagozyten genannt („Fresszellen“), nutzen den Sauerstoff, um gefährliche Bakterien und Viren zu bekämpfen. Sie produzieren sogenannte „reaktive Sauerstoffspezies“, aggressive Moleküle, die schädliche Eindringlinge direkt angreifen. Die sind eine unverzichtbare Waffe beim Kampf gegen Krankheiten.

Das funktioniert aber nur dann gut, wenn unser Körper in der Lage ist, diese „Krieger“ zu bauen. Hier sind wir wieder beim Eiweiß und den Spurenelementen, Mineralien und Vitaminen. Warum stärken Vitamine das Immunsystem? Die Vitamine stärken nicht direkt die Abwehr, sie helfen beim Bau der Immunzellen, aber nur, wenn ausreichend Eiweiß vorhanden ist.

Sauerstoff hilft bei der Gewebeheilung

Neben der Verteidigung hilft Sauerstoff unserem Körper auch bei der Heilung. Nach einer Verletzung oder einem Angriff von Krankheitserregern ist Sauerstoff entscheidend für die Reparatur beschädigter Gewebe. Er unterstützt Zellen dabei, sich zu teilen und neues Gewebe zu bilden, was letztlich zur Heilung führt. Es ist, als würde man die zerstörten Teile einer Burg schnell und effizient wieder aufbauen.

Hier gilt es jedoch, das Gleichgewicht zu wahren, denn ein Übermaß an reaktiven Sauerstoffspezies kann zu einem Zustand führen, den wir „oxidativen Stress" nennen. Dies kann die Zellen schädigen und zu verschiedenen Gesundheitsproblemen führen. Daher ist es wichtig, dass dein Körper das richtige Gleichgewicht zwischen der Produktion und der Entfernung dieser aggressiven Moleküle aufrechterhält.

Diesen Zustand erreichen wir sehr schnell, wenn wir zu schnell und zu hektisch atmen. Das tun wir dann, wenn wir gestresst sind. Bei Stress atmen wir hektisch, schnell und flach, das Zwerchfell überanstrengt sich und zieht sich immer mehr zusammen, übersäuert und lässt nicht mehr los. Das führt dann zu dem geschilderten Unwohlsein und löst weiteren Stress aus.

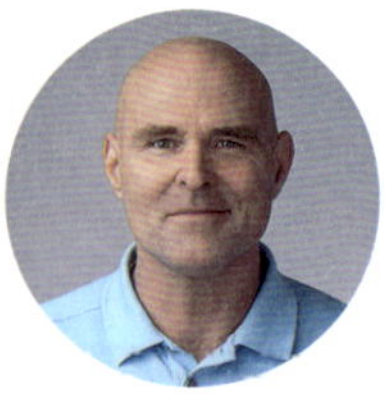

Daher lernst du in diesem Buch nicht einfach nur Atemtechniken, die das Atmen erleichtern, sondern auch Übungen, die den Stress abbauen, das Zwerchfell dehnen und die Blutbildung anregen.

Wie viel Sauerstoff brauchen wir?

Der Sauerstoff, den wir atmen, ist für jeden Aspekt unseres Lebens unerlässlich. Ohne ihn könnten wir nicht überleben. Aber wie viel Sauerstoff brauchen wir wirklich? Und wie hängt das alles mit unserer Gesundheit und unserem Wohlbefinden zusammen?

Dass wir zum Leben Sauerstoff brauchen, ist eine Binsenweisheit. Mir geht es darum, dass die Menge des Sauerstoffs in unserem Blut unsere Leistungsfähigkeit beschreibt: je mehr Sauerstoff, desto besser. Der Sauerstoff und die sauerstofftransportierenden Zellen spielen hier die Schlüsselrolle.

Ohne Sauerstoff könnten unsere Zellen nicht „atmen". Bei diesem ständigen und lebenswichtigen Prozess, der Zellatmung, bei der Nährstoffe in Energie umgewandelt werden, wird eine Menge Sauerstoff verbraucht. Und das noch, bevor wir uns angestrengt oder an unserer Fettverbrennung gearbeitet haben. Doch wie viel Sauerstoff benötigen wir eigentlich?

Unser Sauerstoffbedarf hängt von verschiedenen Faktoren ab. Logischerweise verbraucht der Körper mehr Sauerstoff, wenn man beispielsweise intensiv Sport treibt, als beim Entspannen auf dem Sofa. Im Durchschnitt benötigt ein Erwachsener in Ruhe etwa 250 ml reinen Sauerstoff pro Minute. Das mag wenig erscheinen, aber denk daran, dass die Luft, die wir atmen, nur zu etwa einem Fünftel aus Sauerstoff besteht. Über einen Tag summiert sich das zu einer beeindruckenden Menge!

Weitere Faktoren, die den Sauerstoffbedarf bestimmen, sind unter anderem das Alter, das Geschlecht, vor allem das Gewicht und der allgemeine Gesundheitszustand. Hinzu kommt die Muskelmasse und die Zusammensetzung des Blutes. Jemand mit wenig roten Blutkörperchen und wenig Hämoglobin braucht zwar weniger Sauerstoff, hat aber wahrscheinlich einen dauerhaft hohen Puls und einen entsprechenden Blutdruck. Aber auch Umweltfaktoren, wie die Meereshöhe, auf der du dich befindest, oder die Luftqualität, können den Sauerstoffbedarf beeinflussen.

Sauerstoffmangel aktiviert die Blutkörperchenbildung

Gerade die Höhe ist ein entscheidender Faktor für den Sauerstoffgehalt in unserem Körper. In großer Höhe wird der Sauerstoffanteil in der Luft niedriger, deswegen braucht man auf dem Mount Everest Sauerstoffflaschen. Generell muss der Körper in höheren Lagen mit weniger Sauerstoff zurechtkommen. Das hört sich erst einmal schlimm an, wir sind aber in der Lage, diesen Mangel gut auszugleichen.

Lebt man in großer Höhe, atmet man dünne Luft. Das heißt, pro Atemzug kommt weniger Sauerstoff im Blut an als auf Meereshöhe, wo der Sauerstoffanteil im Durchschnitt 21 % beträgt. In höheren Lagen wird die Luft dünner und der Sauerstoffanteil geringer, was es für Flachlandbewohner zunächst anstrengender macht, dort zu leben, zu arbeiten, Sport zu treiben oder einfach nur zu schlafen. Pro Atemzug kommt einfach weniger Sauerstoff an, und das Herz muss schneller schlagen, damit die gleiche Menge Sauerstoff wie auf Meereshöhe ankommt. Wir haben also schon allein durch das größere Herzschlagvolumen einen Trainingseffekt.

Damit aber nicht genug. Der Körper realisiert, dass wenig Sauerstoff pro Atemzug eintrifft, und reagiert damit, mehr rote Blutkörperchen und mehr Hämoglobin herzustellen. Wir haben also ein natürliches Training unseres Körpers und der Blutbildung, wenn wir uns oberhalb von 1000 Höhenmetern aufhalten. Der Körper fängt sofort an, mehr rote Blutkörperchen zu bilden, sobald er merkt, dass weniger Sauerstoff ankommt. Das ist also ein Signalreiz, der sofort in eine Aktion umgesetzt wird.

Übersetzt für ein effektives Training heißt das: Erzeugen wir einen Sauerstoffmangel, aktiviert der Körper die Blutzellenbildung. Er reagiert damit auf seine Umwelt und passt sich an. Wir können das im Blut von Menschen, die in den Bergen leben, nachweisen. Diese haben wesentlich mehr rote Blutkörperchen als die, die auf Meereshöhe leben. Den Unterschied sieht man besonders gut in Nepal bei den Sherpas. Die Einheimischen sind im Vergleich zu den Bergsteigern aus flacheren Gegenden zu fast übermenschlichen Taten fähig. Letztere müssen sich erst wochenlang akklimatisieren und an die dünnere Luft gewöhnen, bis ihre Blutbildung aufgeholt hat.

Dieses Phänomen hat sich in den letzten Jahren der Profisport zunutze gemacht: Sportler fahren zum Höhentraining in die Berge, weil sie ihre Leistungsfähigkeit dort immens steigern können. Man könnte sagen, es ist erlaubtes Doping. Wir bringen damit den Körper zu mehr Leistung, wenn wir wieder am gewohnten Ort sind. Aber Achtung: Der Körper kann nicht aus nichts etwas bauen. Das heißt, du kannst dein ganzes Leben auf dem Kilimandscharo verbringen, aber wenn du nicht ausreichend Eiweiß und Mikronährstoffe zu dir nimmst, werden sich die Erfolge in Grenzen halten. Die Blutbildung funktioniert nur, wenn neben dem Trainingseffekt die richtige Ernährung gewährleistet ist. Nur diese Synergie verhilft uns in Summe zu mehr Fitness, mehr Energie, mehr Leistungsfähigkeit und mehr Elan und Gesundheit. Nun können wir nicht mal einfach so ins Höhentrainingslager fahren. Daher verfolge ich mit dir eine andere Methode.

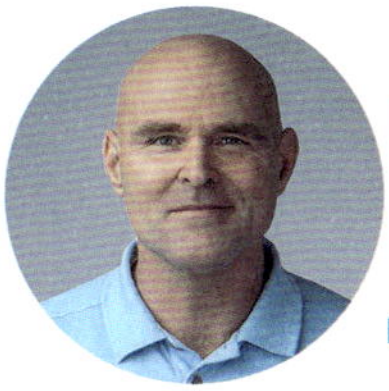

Indem du übst, die Luft anzuhalten, erzeugst du eine Luftnot im Körper, die der in großer Höhe ähnelt. Wir tasten uns ganz langsam ran und verlängern die Dauer, in der du ohne Luft auskommen kannst, immer mehr.

Blutbildung im Schlaf durch Nährstoffe

Du weißt nun, dass in großer Höhe ein Trainingseffekt eintritt, was die Blutbildung betrifft, und dass du nicht in den Himalaya fahren musst, um diesen Effekt zu erzielen, sondern es spezielle Übungen für zu Hause dafür gibt, die ich dir im zweiten Teil des Buches zeige. Und du weißt, dass du für den Bau von sauerstoffrelevanten Zellen Eiweiß und Mikronährstoffe brauchst. Unsere Blutkörperchen werden in unserem Knochenmark gebildet. Den Impuls dazu bekommt er einerseits direkt während des Trainings, aber auch im Schlaf passiert hier einiges. Nicht nur deshalb ist der Schlaf eine entscheidende Komponente in unserer Gesundheit: Ohne Schlaf kann der Körper nichts reparieren oder neu bauen. Das könnte ein Grund sein, warum du bisher weder abgenommen hast noch fitter geworden bist oder dich wohler fühlst.

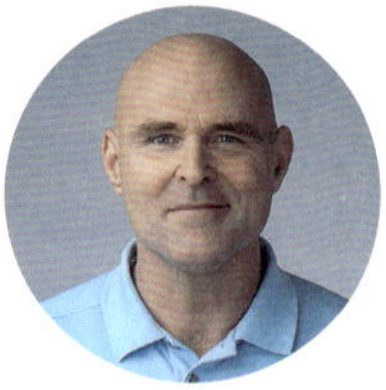

Du weißt nun, dass in großer Höhe ein Trainingseffekt eintritt, was die Blutbildung betrifft, und dass es spezielle Übungen für zu Hause dafür gibt, die ich dir im zweiten Teil des Buches zeige.

Schlafstörungen sind ein Problem besonders der Generation 40 plus und können zu erheblichen gesundheitlichen Problemen führen, die ganzheitlich betrachtet und angegangen werden sollten.

Unser Schlaf ist wesentlich von unserer Mikronährstoffversorgung abhängig, denn im Schlaf möchte der Körper bauen und reparieren. Er benötigt dazu Baustoffe und diese sucht er in unserem Blut, in unseren Nährstoffspeichern, wenn wir schlafen. Sind die Speicher leer, können Unruhe bzw. Schlafstörungen auftreten. Ein Weg zu besserem Schlaf ist also, diese Mängel zu beseitigen.

Ein Beispiel: Zum Einschlafen brauchen wir ein Hormon, das Schlafhormon Melatonin. Melatonin wird im Gehirn in der Zirbeldrüse gebildet. Wenn es freigesetzt wird, macht es uns schläfrig. Der Haken daran: Dafür muss es dunkel sein. Vor allem solltest du dich nicht unmittelbar vor dem Schlafengehen blauwelligem Licht aussetzen, wie es Smartphones oder Bildschirme abstrahlen, denn das hemmt die Bildung von Melatonin.

Für die Bildung von Melatonin ist außerdem noch Serotonin nötig, unser Glücks- und Zufriedenheitshormon. Wer an einem Serotoninmangel leidet, läuft Gefahr, an einer Depression zu erkranken.

Dazu müssen wir wissen, dass ein Bestandteil von Serotonin ein Eiweißmolekül ist, nämlich eine Aminosäure mit dem Namen Tryptophan. Eine Nahrungsergänzung unter anderem mit diesem Stoff kann also zu einem besseren Schlaf führen, der wiederum einen besseren Allgemeinzustand zur Folge hat, denn wer schlecht schläft, kann der Körper nicht ausreichend regenerieren – ein Kreislauf, der leicht zu durchbrechen ist: Mit einer gezielten Ernährung aus Eiweiß, Mikronährstoffen und guten Kohlenhydraten lässt sich dein Schlaf verbessern.

Die Sauerstoffsättigung im Blut

Wie die Luft in die Lunge kommt, weißt du nun, und wie sie von dort ins Blut gelangt, ist auch deutlich geworden. Jetzt geht es um die Sauerstoffsättigung in unserem Blut. Um es ganz einfach auszudrücken: Die Sauerstoffsättigung gibt uns Aufschluss darüber, wie viel Prozent des Hämoglobins in unserem Blut tatsächlich Sauerstoff transportieren. Diese Sättigung kann man mithilfe eines Pulsoxymeters messen. Dieses Gerät wird am Finger befestigt, misst die Sauerstoffsättigung in deinem Blut und zeigt, welchen Erfolg dein Atemtraining hat.

Aber was bedeutet die Zahl, die es anzeigt?

Ein Wert von 98 % klingt zunächst einmal gut. Er bedeutet, dass fast alles Hämoglobin in deinem Blut Sauerstoff trägt und du gut

100 bis 98 %	normal
97 bis 94 %	zu niedrig, aber im Toleranzbereich
93 bis 90 %	grenzwertiger Bereich
unter 90 %	kritischer Bereich, Überweisung zum Facharzt
unter 80 %	schwere Hypoxie, Krankenhauseinweisung
unter 70 %	akute Lebensgefahr

Die Sauerstoffsättigung im Blut

versorgt bist. Es kommt jedoch nicht auf die Sättigung allein an, sondern auch auf die Menge des Sauerstofftransporters Hämoglobin.

Hast du wenig Hämoglobin, dann ist eine Sättigung von 98 oder 100 % zwar toll, aber du bist trotzdem müde und schlapp. Der Wert sagt nämlich nur, dass fast alle deiner Hämoglobine mit Sauerstoff beladen sind.

Eine vereinfachte Beispielrechnung: Nehmen wir an, Person A hat 100 Hämoglobin-Einheiten im Blut (natürlich sind es viel mehr: In Wirklichkeit enthält jedes rote Blutkörperchen ca. 280 Millionen Hämoglobinmoleküle!), und diese sind zu 99 % mit Sauerstoff beladen. Bedeutet: 99 Sauerstofftransporter im Körper. Das hört sich erst mal super an, aber sehen wir uns Person B an: Sie hat trainiert, richtig gegessen und gut geschlafen. Dadurch hat sie 200 Hämoglobin-Einheiten im Blut. Ihre Sauerstoffsättigung liegt zwar nur bei 90 %, in ihrem Körper sind aber, trotz schlechterer Sättigung, 180 Sauerstofftransporter unterwegs.

Siehst du den Unterschied? Eine Sättigung von 90 % wäre medizinisch gesehen nicht so toll, aber wenn man viel Hämoglobin hat, dann ist die Menge an Sauerstoff im Blut fast doppelt so groß wie bei einer Sättigung von 99 % bei wenig Hämoglobin. Warum ist das so entscheidend? Und was hat das für die Gesundheit und den Leistungsgrad, die Fitness und den Schlaf zu bedeuten?

Wie du bereits weißt, haben wir einen gewissen Sauerstoffbedarf. Dieser wird durch unsere Atmung und das Anreichern von Blutzellen gesichert. Strengen wir uns an, ist der Bedarf höher. Strengen wir uns bei wenig roten Blutkörperchen und wenig Hämoglobin an, dann muss das Herz sehr schnell schlagen, damit die wenigen Erythrozyten mit dem Hämoglobin es schaffen, den Körper zu versorgen. Das heißt, wenig Erythrozyten und wenig Hämoglobin erfordern einen hohen Puls, sei es im Alltag oder auch bei Leistungserbringung, denn es sind nicht genug Sauerstofftransporter da. Das Herz ist also immer gefordert, schnell zu schlagen. Das wiederum bedeutet eine extreme innere Unruhe, da das Herz ständig zehn bis 15 Schläge zu schnell schlägt. Für viele Menschen ist es völlig normal, einen Ruhepuls von 80 oder 85 zu haben. Es mag normal sein, aber gut ist es nicht.

Erhöhst du gezielt die Menge der Erythrozyten und des Hämoglobins, dann muss das Herz für die gleiche Leistung, für die gleiche Energie viel weniger schlagen und du kannst den Puls dadurch massiv nach unten fahren. Besonders gut sieht man das am Beispiel des Treppensteigens. Unfitte Menschen kommen nach ein paar Treppenstufen oben völlig außer Atem an, fitte Personen atmen völlig normal. Weniger deutlich, aber in ähnlicher Weise geschieht das auch beim Liegen auf der Couch, sogar im Schlaf bei Nacht. Zur-Ruhe-Kommen und entspanntes Schlafen sind schwierig, wenn der Puls ständig 15 bis 20 % zu hoch ist.

Wenn wir davon ausgehen, dass die Lebensdauer eines Herzens begrenzt ist, kannst du dir vorstellen, was das bedeutet: Es verschleißt früher als nötig, sprich, unser Leben verkürzt sich unnötig. Um das Herz zu entlasten und wieder ins Gleichgewicht zu kommen, ist es also wichtig, für genügend rote Blutkörperchen zu sorgen, um gesund und leistungsfähig zu bleiben. Der Körper ist anpassungsfähig und reagiert auf Impulse. Geben wir ihm wenig Sauerstoff, baut er automatisch mehr rote Blutkörperchen. Liefern wir ihm in Form guter Ernährung, genug Flüssigkeit und den richtigen Mikronährstoffen alles, was er dazu braucht, legen wir den Grundstein für ein größeres Wohlbefinden. Wir bringen mehr Leistung, haben mehr Energie, schlafen besser und können mit Stress besser umgehen.

> Sorgst du für genügend rote Blutkörperchen, wird dein Herz entlastet und kommt ins Gleichgewicht: So bleibst du gesund und leistungsfähig.

Wenn du zu wenig Sauerstoff im Blut hast

Eine niedrige Sauerstoffsättigung kann ein Warnsignal für verschiedene Krankheiten oder Zustände sein, etwa eine Lungenentzündung, Asthma oder sogar Schlafapnoe. Angstzustände, Depressionen, Kopfschmerzen, Verdauungsprobleme oder Stoffwechselstörungen. Egal welche Krankheit oder welche Symptome du hast: Es lohnt sich, meine Ratschläge umzusetzen, denn sie können zu einer deutlichen Besserung deiner Beschwerden führen. Wenn dein Sauerstoffgehalt allerdings dauerhaft unter dem empfohlenen Wert liegt, suche bitte einen Arzt auf!

Was Bewegung mit Blutbildung zu tun hat

Das Thema Bewegung, insbesondere körperliches Training, spielt bei der Blutbildung eine wesentliche Rolle. Im vorherigen Abschnitt habe ich dir das Höhentraining beschrieben, das den Körper mehr oder weniger dazu zwingt, mehr Sauerstofftransporter herzustellen. Da vermutlich niemand von uns dauerhaft über 3000 m Meereshöhe lebt, wird es schwer, den Körper ohne diese entsprechende „Aktivierung" zu einer erhöhten Blutbildung zu veranlassen.

Deshalb müssen wir selbst tätig werden. Durch das Aktivieren unserer Muskeln, indem wir also einen bestimmten Reiz auslösen, entstehen sogenannte Botenstoffe, die chemische Prozesse auslösen, die wiederum Aufbauprozesse im Körper fördern. Auch wenn der griechische Philosoph und Naturforscher Aristoteles noch nichts von biochemischen Vorgängen ahnte, stimmt immer noch sein Satz: „Das Leben besteht in der Bewegung."

Wie gesagt, der Körper macht von sich aus nur das Nötigste. Er tut nicht mehr als notwendig, um unsere Lebensfunktionen aufrechtzuerhalten. Der Körper kann so ohne große Anstrengung leben, aber eben nicht auf einem Niveau, das wirklich unser Wohlbefinden und unsere Gesundheit sichert.

Bewegung ist ein Aktionsauslöser. Fehlt sie, dann stellt der Körper nur bedingt die Stoffe her, die wir brauchen. Er bildet nur so viele Sauerstofftransporter, wie nötig, nicht aber wie möglich. Er versucht noch nicht einmal, die Muskeln zu erhalten, sondern baut sie ab, wenn sie nicht gebraucht werden. Das heißt, wenn wir unseren Muskeln nicht durch Training und Impulse sagen, dass wir sie brauchen, dann verlieren wir sie. Jeden Tag ein bisschen mehr.

Wollen wir besser, gesünder, fitter leben, dann müssen wir uns bewegen und den Körper und die Muskeln fordern. Und zwar mit richtig starken Muskelreizen, denn nur dann werden die benötigten Botenstoffe zum Aufbau der Muskeln (Myokine) ausgeschüttet, die den Organen das Signal zur Reparatur vorhandener und zum Aufbau neuer Strukturen geben.

Was hat Muskeltraining nun mit der Blutbildung zu tun? Unsere Blutkörperchen werden hauptsächlich im Knochenmark gebildet. Und da auch das nicht ganz von allein passiert, müssen wir unsere Knochen aktivieren – durch Training.

Muskeln sind über Sehnen an den Knochen befestigt. Spannen wir unsere Muskeln an, dann ziehen die Muskeln bis zu einem gewissen Grad auch die Knochen zusammen. Durch Bewegung werden die Knochen gestaucht und wieder gedehnt. Das Gleiche gilt für das darin liegende Knochenmark. Durch diese „Stöße“ wird das Knochenmark unter anderem dazu angeregt, Blutzellen zu bilden. Daher sind Menschen, die Sport treiben, leistungsfähiger: Sie aktivieren ihre Knochen und regen sie so zur Bildung von Blutzellen an. Wenn sie dazu noch das Richtige essen und die richtigen Nährstoffe zuführen und ausreichend schlafen, haben sie die besten Voraussetzungen, zu einem gesunden Gewicht zu finden. Gegen Bewegung und Ernährung ist niemand immun!

Der Wachstumsfaktor Erythropoietin

Das Knochenmark benötigt allerdings ein körpereigenes Hormon, um die roten Blutkörperchen bilden zu können. Hier kommt das Erythropoetin (EPO) ins Spiel. Es fördert die Bildung und Reifung der Erythrozyten. Unter dem Zauberstab dieses Hormons, das hauptsächlich in unseren Nieren produziert wird, erwacht eine unscheinbare Stammzelle im Knochenmark zum Leben. Über mehrere Vorläuferzellen reift sie über verschiedene Entwicklungsstadien, bis sie schließlich als sogenannter Retikulozyt, eine jugendliches rotes Blutkörperchen, das Knochenmark verlässt und sich schließlich in einen Erythrozyten verwandelt.

Wie alles im Leben haben auch unsere kleinen Helden eine begrenzte Lebensdauer – etwa 120 Tage. Da sie keinen Zellkern und keine Reparaturwerkzeuge besitzen, können sie sich nicht erneuern. Daher kümmert sich die Milz, unser Recyclingzentrum, um die alten und ermüdeten Erythrozyten. Hier werden sie zerlegt, ihre wertvollen Bestandteile zurückgewonnen und für die Produktion neuer Erythrozyten verwendet.

Die Fließfähigkeit des Blutes

Du weißt nun, wie der Sauerstoff im Blut transportiert wird. Nun sehen wir uns noch an, wie schnell das geht. Ich habe bereits erwähnt, dass es auch darauf ankommt, was wir trinken und wie viel, wenn wir gesund bleiben wollen. Denn unsere Flüssigkeitsaufnahme beeinflusst auch die Blutfließfähigkeit.

„Dickes“ Blut hat nicht die Fließeigenschaften, die es benötigt, um in jeden Bereich unseres Körpers zu gelangen. Das führt über kurz oder lang zu gesundheitlichen Problemen. Nicht nur, dass der Sauerstofftransport eingeschränkt ist und nicht alle Zellen gleichmäßig mit Blut versorgt werden können, auch der Abtransport von Schadstoffen kann nicht einwandfrei ablaufen. Gerade hier besteht eine große Gefahr für Erkrankungen durch fehlenden Sauerstoff und ein Übermaß an im Körper verbleibenden Schadstoffen.

Atmen, Trinken und Bewegen sind wichtige Faktoren, um uns selbst zu „entgiften".

Die Blutfließfähigkeit wird durch den Hämatokritwert angegeben, ein klassischer Laborwert, den man über ein Blutbild messen kann. Wenn er hoch ist, weißt du, dass dein Blut zu dick ist. Neben den roten Blutkörperchen gibt es noch weiße (Leukozyten) sowie die Blutplättchen (Thrombozyten), die aber nur ca. 1 % ausmachen. Der Hämatokritwert kann daher als Maß dafür genommen werden, wie viele rote Blutkörperchen sich im Blut befinden.

Die Bestimmung des Hämatokritwerts funktioniert ähnlich, wie wenn du eine Schneekugel schüttelst und beobachtest, wie sich der Schnee langsam am Boden absetzt. Ein ähnliches Verfahren wird im Labor angewendet: Die Blutprobe wird in einem Zentrifugenröhrchen so stark geschleudert, dass sich die festen Bestandteile des Blutes vom Plasma trennen und am Boden absetzen. Dieses „Sediment" besteht hauptsächlich aus Erythrozyten, den roten Blutkörperchen. Der Wert, den diese Erythrozyten im Verhältnis zum Gesamtvolumen der Probe einnehmen, wird als Hämatokrit bezeichnet. Der Hämatokritwert wird normalerweise als Prozentsatz angegeben. Ein Wert von 40 % bedeutet beispielsweise, dass 40 % des Volumens eines Blutprobenröhrchens von den roten Blutkörperchen eingenommen werden.

Der Hämatokritwert ist ein Barometer für unsere Gesundheit. Ein erhöhter Wert könnte auf Dehydration oder eine erhöhte Produktion von roten Blutkörperchen hinweisen. Ein niedriger Wert könnte dagegen auf eine Blutung, einen Eisenmangel oder anderes hinweisen, das den roten Blutkörperchen zusetzt. Das Hämatokrit ist quasi ein Thermometer für das Blut. Sein Wert gibt uns Hinweise darauf, wie dick oder dünn unser Blut ist und ob es in der richtigen Balance ist, um effektiv Sauerstoff zu transportieren und andere lebenswichtige Funktionen zu erfüllen.

> Der Hämatokritwert ist ein Barometer für unsere Gesundheit.

Der Hämatokritwert kann also auch darüber Auskunft geben, ob dein körperliches Flüssigkeitssystem in einem gesunden Gleichgewicht ist. Ist er zu hoch ist, kann es sein, dass du zu wenig Flüssigkeit aufnimmst. Mehr zum richtigen Trinken erfährst du ab Seite 98.

Atmung und Nervensystem

In diesem Abschnitt beschäftigen wir uns mit einem besonderen Teil unseres Körpers, der wichtiger ist, als wir denken, besonders für die Atmung: dem Nervensystem. Genauer gesagt, dem vegetativen Nervensystem.

Unsere Atmung läuft zum Glück völlig autonom und unabhängig. Wir müssen nicht aktiv daran denken, aber sämtliche Vorgänge, die wir bis jetzt kennengelernt haben, nehmen Einfluss auf unser Nervensystem. Unser Gehirn und unser Nervensystem haben überall Messfühler, die pausenlos den Zustand und die Zusammensetzung nicht nur unseres Blutes messen. Jede Sekunde geschieht das. Wenn irgendetwas nicht stimmt, dann meldet das Gehirn das sofort den entsprechenden Regelkreisen, um gegenzusteuern.

Das gilt auch für die Atmung. Registriert das Gehirn, dass der Sauerstoffgehalt des Blutes fällt, dann gibt es dem Herzen den Befehl, schneller zu schlagen, auch in der Nacht. Besonders deutlich ist das bei der Schlafapnoe: Wenn der Mensch längere Zeit im Schlaf nicht atmet, fällt der Sauerstoffgehalt rapide und das Gehirn meldet Alarm und weckt die Person mit einem hohen Puls auf.

Man könnte es so beschreiben: Das vegetative Nervensystem sorgt dafür, dass inmitten unseres täglichen Lebens, unter dem ständigen Einfluss von Hektik, Stress und sich ständig ändernden Lebensumständen alles im Gleichgewicht bleibt. Dieses System, das vegetative Nervensystem, ist ein echter Dirigent unserer inneren Harmonie.

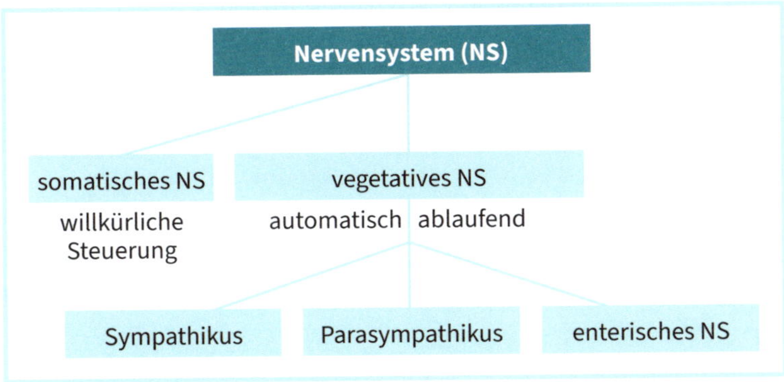

Aufbau des Nervensystems

Die drei Teile des vegetativen Nervensystems

Das vegetative Nervensystem gliedert sich in drei Hauptteile: den Sympathikus, den Parasympathikus und das enterische Nervensystem (umgangssprachlich auch als Bauchhirn bekannt). Das Hauptmerkmal dieser drei besteht darin, dass sie unsere Organfunktionen steuern. Während diese Selbstregulierung weitgehend unabhängig von unserem Bewusstsein geschieht, nimmt das vegetative Nervensystem kontinuierlich Feedback von unseren Organen entgegen und passt die Körperreaktionen entsprechend an. Ein feines Gleichgewicht wird ständig aufrechterhalten, um sicherzustellen, dass der Körper in einem optimalen Zustand funktioniert, nicht zuletzt auch die Sauerstoffsättigung und damit die Sauerstoffversorgung.

Während der **Sympathikus** uns in Alarmbereitschaft versetzt und uns auf „Kampf oder Flucht" vorbereitet, sorgt der **Parasympathikus** dafür, dass unser Körper sich erholt, regeneriert und Energie speichert. Er ist außerdem an der Steuerung der meisten inneren Organe und des Blutkreislaufs beteiligt. Er wird auch als Ruhenerv oder Erholungsnerv bezeichnet, da er unter anderem dem Stoffwechsel und dem Aufbau von körpereigenen Reserven dient. Das **enterische Nervensystem** hingegen regelt die Funktionen des Verdauungstraktes.

Es ist ein ständiger Wechsel zwischen Anspannung und Entspannung, zwischen Aktivität und Ruhe. Ähnlich wie in der ostasiatischen Philosophie von Yin und Yang, wo gegensätzliche Kräfte harmonisch miteinander interagieren, sorgt unser vegetatives Nervensystem dafür, dass wir in einem dynamischen Gleichgewicht bleiben.

> Unser vegetatives Nervensystem sorgt dafür, dass wir in einem dynamischen Gleichgewicht von Anspannung und Entspannung bleiben.

Das moderne Leben bringt viele Herausforderungen mit sich, und in diesem Dschungel der Anforderungen ist es wichtig, sich seiner eigenen Gesundheit bewusst zu sein. Das vegetative Nervensystem spielt dabei eine zentrale Rolle. Es reagiert auf Stress, Ernährung, Schlafmuster und viele andere Faktoren. Indem wir uns mit diesem unsichtbaren Dirigenten auseinandersetzen, können wir lernen, besser auf unseren Körper zu hören und uns im Einklang mit unseren natürlichen Rhythmen zu bewegen.

Wie die Atmung das Stresslevel beeinflusst

Wenn wir gestresst sind und der Sympathikus auf „Kampf oder Flucht"-Modus schaltet, dann wird unsere Atmung schneller. Unser Herz schlägt schneller und die Durchblutung wird extrem angeregt. Was viele nicht wissen: Wir können den pH-Wert von Blut und Zellflüssigkeit mit der Atmung extrem beeinflussen. Das heißt, bei Stress stellen wir eine Übersäuerung her, die uns gesundheitlich schaden kann.

Aber genauso wie wir über die Atmung eine Übersäuerung herstellen können, können wir mit gezielter Atemtechnik den Körper auch wieder in den besseren basischen Bereich bringen. Dazu bedarf es keinerlei Hilfsmittel oder Produkte von außen – allein deine Atmung kann deinen Säure-Basen-Haushalt steuern: Schnelle Atmung führt zu mehr Säure im Körper, ruhige und tiefe Atmung führt zu weniger Säure.

Wie du bereits weißt, hängt unser Herzschlag und damit die Atmung mit der Konzentration unseres Blutes zusammen: Wenn wenige Sauerstofftransporter in Form von Hämoglobin zur Verfügung stehen, dann meldet das Nervensystem dem Herzen: „Schlag schneller!", und wir empfinden Unruhe und Gehetztsein.

Aber auch wenn der Stress von außen kommt, gibt das Nervensystem der Atmung den Befehl, schneller zu laufen, denn viel Stress macht viel Puls, und viel Puls bedeutet viel Atmung. Wie schnell schlägt bei Stress das Herz oder wie schnell ist die Atmung eines Menschen mit wenig Hämoglobin und wenig Erythrozyten, und wie schnell schlägt in derselben Situation das Herz oder wie schnell ist die Atmung eines Menschen mit guter Sauerstoffversorgung? Richtig: Wenn dein Blut eine perfekte Sauerstoffversorgung und damit eine hohe Fließfähigkeit hat, kannst du Stress, äußeren wie inneren, viel besser bewältigen als wenn das nicht der Fall ist. Dein Herz, also du selbst, bist besser geschützt. Wenn das Blut die richtige Konzentration hat, dann muss das Herz nicht so schnell schlagen. Wir sind entspannter und können mit dem Stress besser umgehen, weil das vegetative Nervensystem durch die ausreichende Sauerstoffversorgung keinen Anlass hat, Alarm zu schlagen.

Das bedeutet also, dass du gezielt mit Atemübungen auf das parasympathische Nervensystem einwirken kannst. Dieses Wissen kannst du so nutzen, dass es dir in stressigen Zeiten zugutekommt. Durch die Atemübungen im zweiten Teil des Buches kannst du eine sofortige Veränderung deines Stresslevels herbeiführen. Sie helfen, den Körper zu beruhigen, indem sie die Herzfrequenz senken, die Verdauung stimulieren und für eine bessere Energieverteilung im Körper sorgen.

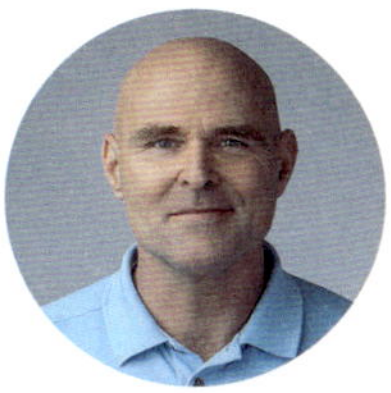

Du kannst mit Atemübungen gezielt auf das parasympathische Nervensystem einwirken.

Auch wenn wir nicht direkt Einfluss auf das vegetative Nervensystem nehmen können, können wir doch durch die Entscheidungen, die wir im Leben treffen, auf seine Funktionen Einfluss nehmen. Stress, Ernährung, Bewegung und Schlaf sind nur einige der Faktoren, die Auswirkungen auf dieses System haben können. Ein gesunder Lebensstil kann dazu beitragen, das vegetative Nervensystem in Balance zu halten, während chronischer Stress oder ungesunde Gewohnheiten es aus dem Gleichgewicht bringen können.

Letztendlich ist das vegetative Nervensystem ein Spiegelbild unserer inneren Welt, unserer Verhaltensmuster, des Essens, des Trinkens, des Bewegens, des Schlafens. Es reflektiert, wie gut wir auf uns selbst aufpassen und wie gut wir uns den ständig wechselnden Anforderungen unserer Umgebung anpassen können. Ein Verständnis dieses Systems kann uns dabei helfen, bewusster und harmonischer zu leben, indem wir seine Bedürfnisse anerkennen und respektieren. Es ist eine stille, aber kraftvolle Erinnerung daran, dass in unserem Körper immer etwas Magisches vor sich geht.

Der Vagusnerv

Insbesondere dem Vagusnerv kommt bei allen Atemaktivitäten eine besondere Bedeutung zu. Er ist der größte Nerv des Parasympathikus und an der Regulation der Tätigkeit fast aller inneren Organe beteiligt, die er ohne unser aktives Zutun steuert. Weil er sich über ein weites Gebiet erstreckt, heißt er „vagus“, lateinisch für „wandernd, umherschweifend“, er ist also der „umherschweifende Nerv“.

Auch für ihn gilt: Durch Atemübungen lässt sich der Vagus gezielt aktivieren. Das heißt, wir greifen aktiv in ein unbewusstes System ein. Das ist auch Absicht und soll uns guttun, kann sich anfangs aber etwas merkwürdig anfühlen. Ich erwähne das, damit du dich nicht wunderst, wenn du auf einmal etwas mehr Energie spürst und der Körper sich meldet.

Der Vagusnerv, auch zehnter Hirnnerv genannt, ist der längste und komplexeste unserer zwölf Hirnnerven, also der Nerven, die direkt aus spezialisierten Ansammlungen von Nerven im Gehirn entspringen. Er erstreckt sich vom Gehirn bis zum Magen und ist als stiller Beobachter ein Hauptakteur in unserem vegetativen Nervensystem. Er ist wie ein alter Weiser, der Geschichten aus allen Teilen des Körpers sammelt. Er leitet Signale von den Organen zum Gehirn und umgekehrt. Er sagt dem Gehirn, wenn der Magen hungrig ist, oder wenn das Herz schneller schlagen muss. Gleichzeitig liefert er Befehle von oben herab, um unsere Organfunktionen zu regulieren.

Und: Er hilft uns, nach einem Stresserlebnis wieder zur Ruhe zu kommen. Ein aktiver Vagusnerv kann unsere Atmung vertiefen, unseren Puls verlangsamen und unsere Verdauung fördern. Er ist wie ein sanfter Freund, der uns sagt, dass alles in Ordnung ist, und genau deshalb aktivieren wir ihn mit unseren Atemübungen, damit er uns in diesen entspannten Zustand bringt.

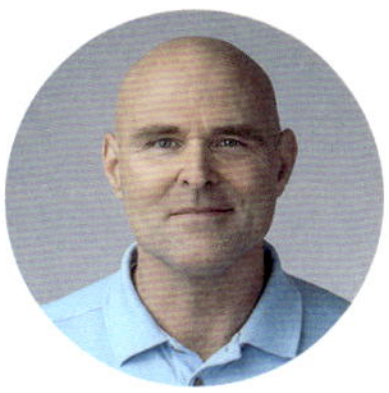

Wir aktivieren mit unseren Atemübungen den Vagusnerv, damit er uns in diesen entspannten Zustand bringt.

Eine gute Vagus-Aktivität wird mit besserem emotionalem Gleichgewicht, geringerem Stress und einer besseren körperlichen Gesundheit in Verbindung gebracht. Das Training des Vagusnervs durch Techniken wie tiefe Atmung, aber auch Singen oder Meditation kann deine Lebensqualität erheblich verbessern. Wenn du das nächste Mal tief durchatmest oder dich nach einem stressigen Tag entspannst, denke an diesen unsichtbaren Wanderer in dir und lächle ihm dankbar zu.

Was das Stresshormon Cortisol bewirkt

Die Atemtechniken, die ich dir im praktischen Teil zeige, helfen dir, aktiv in dein Nervensystem einzugreifen. Sie sollen den Parasympathikus aktivieren und dich zu mehr Ruhe und Gelassenheit bringen. Das baut den gefühlten und inneren Stress ab und sorgt dafür, dass du stressresistenter wirst. Das geschieht über die Reduzierung von Cortisol, dem Stresshormon.

Das verläuft nach folgendem Schema: Stress, egal ob er von außen oder von innen kommt, verursacht eine chemische Reaktion in uns. Dabei entsteht ein Schutzhormon, das Cortisol. Alles startet im Gehirn, genauer gesagt im Hypothalamus. Dieser kleine Bereich in unserem Kopf sendet, sobald er Stress erkennt, ein Signalhormon namens CRH aus. Das CRH reist weiter zur Hypophyse und teilt ihr mit: „Hey, da draußen oder hier drinnen ist Stress! Schick Hilfe!“ Die Hypophyse, ebenfalls ein Bereich unseres Gehirns, reagiert prompt und sendet ihrerseits das Hormon ACTH aus. Das ACTH reist weiter zu den Nebennieren und gibt den Befehl zur Produktion von Cortisol. Der Weg zur Cortisolproduktion ist ein echtes Staffelrennen in deinem Körper und wird ausgelöst im Gehirn.

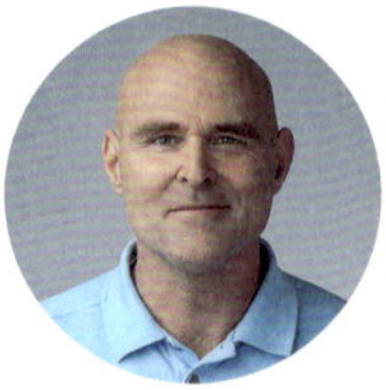

Die Atemtechniken, die ich dir im praktischen Teil zeige, helfen dir, aktiv in dein Nervensystem einzugreifen. Sie sollen den Parasympathikus aktivieren und dich zu mehr Ruhe und Gelassenheit bringen.

Wir brauchen dieses Cortisol als Überlebenshormon für die Extra-Energie, die wir ab und zu benötigen, um durch eine anstrengende Zeit zu kommen. Aber eben nicht dauerhaft, denn dann macht es uns krank. Hier ist es wie mit allem: Zu viel kann uns schaden. Zwar ist Cortisol überlebenswichtig, aber nur, wenn es nicht übermäßig ausgeschüttet wird. Wenn nämlich – was bei extremem Stress passiert – zu viel Cortisol freigesetzt wird, erhöht sich gleichzeitig die Freisetzung von Glukose in deinem Blutkreislauf. Das hat seinen Sinn: Es soll dir die Energie geben, die du brauchst, um einer brenzligen Situation zu entkommen (auch als „Kampf-oder-Flucht-Reaktion“ bekannt).

Es bedeutet aber auch: Der Blutzuckerspiegel steigt, die Insulinsekretion ebenfalls. Wenn der Stress über längere Zeit andauert, steigt der Appetit und damit deine Zucker- und Kohlenhydrataufnahme. Gleichzeitig kann überschüssiges Cortisol die Anzahl der Kalorien verlangsamen, die dein Körper verbrennt. Ein verlangsamter Stoffwechsel wiederum kann nicht nur eine Gewichtszunahme zur Folge haben, sondern auch Bluthochdruck oder ein verlangsamtes Immunsystem oder sogar die Grundlage für Herz-Kreislauf-Erkrankungen schaffen.

Wenn du jedoch dafür gesorgt hast, dass ausreichend Sauerstofftransporter in deinem Blut vorhanden sind, muss dein Herz nicht so schnell schlagen, denn das Stresshormon Cortisol kann vom Körper durch einen hohen Sauerstoffanteil im Blut besser verarbeitet und abgebaut werden. Deswegen wird oft als Maßnahme gegen Stress empfohlen, Sport zu treiben: Das aktiviert den Blutfluss und reichert das Blut mit Sauerstoff an, der das Cortisol aktiv reduziert und abbaut.

> Sport ist eine sinnvolle Maßnahme auch gegen Stress: Der aktivierte Blutfluss reichert dein Blut mit Sauerstoff an, der das Cortisol im Körper abbaut.

Cortisol gehört zu den größten Dickmachern der modernen Welt. Es will uns zwar vor Stress schützen, aber das geht langfristig nach hinten los, wenn es dazu unseren Stoffwechsel blockieren muss. Außerdem, und das ist noch viel schlimmer, frisst Cortisol Eiweiß in unserem Körper: Ohne dass wir etwas dagegen tun können, startet das Cortisol bei Stress einen sogenannten katabolen Prozess, der uns Muskeln verlieren lässt, weil die Aminosäuren darin abgebaut werden. Dieses wertvolle Eiweiß bräuchten wir aber für die Bildung von Hämoglobin, unserem Sauerstofftransporter.

So gelangen wir in einen Teufelskreis: Wir stressen uns oder wir werden gestresst. Unser Körper schüttet Cortisol aus und verbrennt wertvolles Eiweiß und Nährstoffe. Wichtige Transporter und Hormone können nicht gebaut werden, weil das Cortisol einfach die „Bau-Prozesse“ im Körper blockiert und wichtige Bausteine „frisst“. Das Ergebnis: Stress macht uns krank, müde und schlapp. Wenn wir erst einmal in diesem Zustand sind, weil uns die richtigen Nährstoffe fehlen, können wir uns nicht bewegen, es fehlt uns die Energie und die Lust. Der Körper baut immer mehr ab, alles fällt uns schwer. In diesem Zustand muss das Herz schneller schlagen, weil zu wenig Sauerstofftransporter da sind, und das löst wiederum inneren Stress aus – so dreht sich die Negativspirale endlos weiter.

Cortisol aktiv reduzieren

Um es noch einmal zu sagen: Auch wenn Cortisol in großen Mengen zum „Figur- und Gesundheitskiller“ werden kann: Wir brauchen dieses Hormon. Es wird hauptsächlich in den Nebennieren gebildet, und zwar von ganz allein. Das heißt, auf seine Bildung haben wir keinen direkten Einfluss. Was du aber tun kannst, ist, es möglichst schnell wieder abzubauen. Wenn du Sport treibst und richtig atmest, dein Körper also ausreichend mit Sauerstoff versorgt ist, dann kann das Cortisol deinen Zellen nichts antun. Wenn du aktiv Cortisol abbaust, wirst du dich besser fühlen und entspannter und belastbarer werden.

Es ist wie bei allem im Leben: Im Gleichgewicht liegt die Kunst. Dafür ist das Atemtraining perfekt geeignet, das gerade in diesem Bereich so gut hilft. In den späteren Übungen wirst du die tiefe Bauchatmung kennenlernen, um genau diesen Mechanismus zu aktivieren und den Parasympathikus in Stellung zu bringen, der dich bewusst runterfährt und ruhig werden lässt. Schon ein reiner Spaziergang tut gut. Hauptsache, das Blut kommt in Bewegung und wird mit Sauerstoff angereichert.

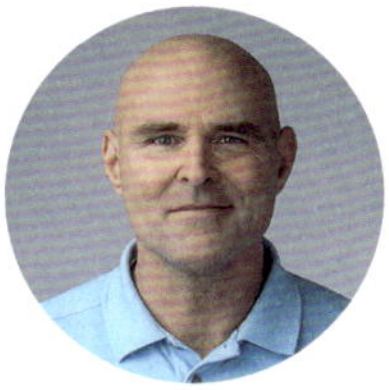

Es ist wie bei allem im Leben: Im Gleichgewicht liegt die Kunst. Dafür ist das Atemtraining perfekt geeignet.

Auch Lachen reduziert Stress und Cortisol. Interessanterweise hilft sogar das „erzwungene" Lachen oder Dauergrinsen. Probiere es selbst aus: Grinse einfach mal 60 Sekunden vor dich hin, auch wenn dir nicht danach ist, und spüre in dich hinein, ob sich etwas verändert hat. Du wirst sehen, es wirkt. Durch die Stimulation der Gesichtsmuskeln werden in deinem Gesicht Nerven aktiviert, die dein Gehirn nur mit Situationen verknüpft, in denen wir gut drauf sind und lachen. Dabei kann das Gehirn nicht unterscheiden, ob diese Aktivität erzwungen wird oder ob aus gutem Grund gelacht oder gegrinst wird – ein toller Trick.

Übrigens: Auch Schokolade hilft, den Cortisolspiegel zu reduzieren, allerdings nur die dunkle Schokolade mit hohem Kakaoanteil, und davon nicht zu viel. Auch Omega-3-Fettsäuren, die du in fettem Fisch oder Walnüssen findest, sind kleine Cortisol-Kämpfer.

Ich habe bereits mehrfach erwähnt, wie wichtig die Regeneration für die Blutbildung ist. An dieser Stelle sei noch mal erwähnt, dass auch der Schlaf eine entscheidende Rolle beim Stressabbau spielt. Haben wir Stress und schlafen schlecht oder gar nicht, dann kann der Körper keine Sauerstofftransporter bilden. Ergebnis: Wir werden krank. Wir sind dauermüde und nehmen zu. Schlaf ist eine effektive Methode, um den Cortisolspiegel wieder ins Gleichgewicht zu bringen. Wenn du also das nächste Mal überlegst, ob du noch eine weitere Folge deiner Lieblingsserie schauen oder doch lieber ins Bett gehen solltest – denk an dein Cortisol!

Fazit: Der Cortisolabbau ist keine Raketenwissenschaft. Es sind die kleinen Dinge, die hier zählen. Nimm dir die Zeit für dich, lache, atme, bewege dich und achte auf deine Ernährung. Körper und Geist werden es dir danken. Allein wenn du jetzt denkst: „Ich mach mal eine kleine Pause und atme richtig durch", dann hast du schon viel richtig gemacht!

Stress hemmt die Fettverbrennung

Viele Menschen, mit denen ich es bei meiner Arbeit zu tun habe, möchten an der Effizienz ihrer Fettverbrennung arbeiten. Das ist sehr lobenswert, denn es hat viele gesundheitliche Vorteile, den Körperfettanteil zu reduzieren.

Die Frage ist allerdings, wie das geschieht. Der größte Fehler, den man beim Abnehmen machen kann, ist es, einfach die Kalorienzufuhr zu senken, das heißt, weniger, wenig oder sogar gar nichts essen. Ein so plötzlich herbeigeführtes Kaloriendefizit bedeutet jedoch Stress für den Körper und ist kontraproduktiv. Zwar scheint die Logik auf der Hand zu liegen: Weniger Essen ist gleich weniger Gewicht, wir hemmen im Gegenteil aber dadurch den Stoffwechsel. Weder kann eine sinnvolle Proteinsynthese stattfinden noch können Heilungsprozesse und Aufbauprozesse ablaufen. Besonders aber hemmen wir durch Hungern den Fettabbau, daher kann Fasten nicht die Lösung sein.

Viel sinnvoller ist es, darauf zu achten, dass besonders die Sauerstofftransporter gebildet werden können. Das kannst du sicherstellen, indem du ausreichend Protein (Eiweiß), ausreichend Kohlenhydrate, die richtigen Fette und alle wesentlichen Mikronährstoffe zu dir nimmst. Durch Atemtraining und körperliche Bewegung sorgst du dafür, deine Blutbildung zu aktivieren und ausreichend Sauerstoff im Körper zu Verfügung zu haben. Das ist der Grundpfeiler sowohl für eine gute Fitness als auch eine gute Fettverbrennung und macht dich außerdem leistungsfähiger und entspannter – besser, als es quälende Diäten tun könnten.

Ich fasse noch einmal kurz zusammen:

- Ohne ausreichende Erythrozyten und Hämoglobin brauchen wir an sportliche Aktivitäten und Fettverbrennung nicht denken. Das heißt: erstens Blut aufbauen durch aktivierendes Training, zweitens das Richtige essen und drittens ausreichend schlafen. Das wird den Fettstoffwechsel mehr in Gang bringen als jedes Fettstoffwechseltraining der Welt.
- Ohne Sauerstoff gibt es weder Leben noch Gesundheit. Du weißt nun mehr über die physiologischen Vorgänge des Atmens, wie der Sauerstoff in uns wirkt und dass das Atmen ein Prozess ist, der zunächst von allein abläuft. Wenn wir sie richtig einsetzen, können wir positive Prozesse im Körper anregen: Unsere allgemeine Gesundheit bessert sich, das Wohlbefinden steigt, wir werden fitter, verlieren Körperfett und reduzieren den Stress. Ohne die richtigen Nährstoffe kann es zu Mangelzuständen kommen, die es uns schwer machen, fit und aktiv zu sein oder zu werden. Eine wichtige Rolle spielt hier auch die ausreichende Flüssigkeitsaufnahme. Wenn du zu wenig trinkst, können die Organe, auch die Lunge, nicht richtig arbeiten und ihr Potenzial ausschöpfen.
- Schlafen wir dann auch noch aufgrund von Stress und fehlenden Nährstoffen schlecht, findet der Körper keine Ruhe für den Bau von Sauerstofftransportern und Hormonen, die dafür sorgen, dass wir leistungsfähig bleiben.

Diesen Kreislauf müssen wir an irgendeiner Stelle unterbrechen. Fang einfach beim Grundlegendsten an, dem Atmen.

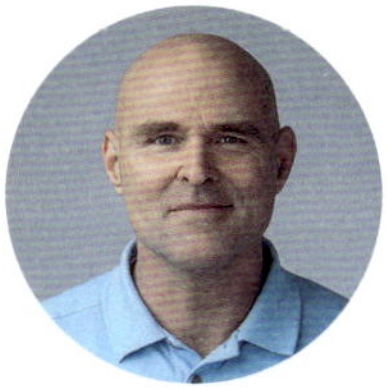

Mit den Übungen in diesem Buch bekommst du einen tollen Start für mehr Gesundheit und Lebensfreude.

Warum richtig atmen so wichtig ist

Wie gesagt, geht es beim Atmen zunächst darum, den Körper mit dem wichtigsten Stoff zu versorgen, den er zum Überleben braucht – dem Sauerstoff. Ohne Sauerstoff geht bei uns gar nichts. Funktioniert der Sauerstofftransport nicht richtig, hakt es bei der Sauerstoffverarbeitung und Sauerstoffsättigung im Blut.

Gerade bei Blutdruckproblemen kann richtiges, bewusstes Atmen Abhilfe schaffen: nicht nur bei Bluthochdruck, auch bei niedrigem Blutdruck. Durch die Atmung kannst du den Puls beeinflussen und damit den Blutfluss im Körper steuern.

Wenn du falsch atmest oder zu kurz und hektisch, können neben organischen Problemen auch massive Verspannungen die Folge sein, die auch nicht durch Massagen oder Physiotherapie weggehen. Ohne die richtige Atemtechnik oder das bewusste Entspannen der Atemmuskulatur gibt es keine wirkliche Entspannung. Durch die richtige Atmung kannst du deine Ausdauer, deine Erholung, deinen Blutdruck, deinen Ruhepuls und deine Konzentrationsfähigkeit massiv positiv beeinflussen.

Der Preis unserer modernen Lebensweise

In den letzten 100 Jahren hat sich auf dem Gebiet der Gesundheit sehr viel getan. Wir werden heute älter als noch vor 100 Jahren, es gibt aber auch erheblich mehr Krankheiten als vor 100 Jahren. Die Gesundheitsversorgung ist gleichzeitig immer besser geworden, sodass wir uns zu oft bequem zurücklehnen, statt unser Wohlergehen wieder stärker in die eigenen Hände zu nehmen. Oft verlassen wir uns viel zu sehr darauf, dass es Medizin und Pharmaindustrie schon richten werden, schließlich gibt es ja inzwischen gegen fast alles ein Mittel. Die Idee, dem Entstehen von Krankheiten durch eigenverantwortliches Handeln, die richtige Bewegung und Ernährung gegenzusteuern, kommt dabei oft zu kurz.

Auf der anderen Seite wissen viele Menschen gar nicht, was sie tun könnten und sollten, um etwas zu ändern. Augenscheinlich fehlt ihnen nichts, aber ganz gesund sind sie auch nicht. Es sind die äußeren Umstände, die unser Leben so kompliziert machen und zu einem Unwohlsein führen, das oft gar nicht an organischen Ursachen festgemacht werden kann. Wenn Arzt oder Ärztin nicht weiterwissen, befinden wir uns in einer Sackgasse, denn wer hat schon die Zeit, um sich selbst in das Problem einzuarbeiten und eine eigene Lösung zu finden.

Heutzutage haben wir mehr Freizeit als jemals zuvor in der Geschichte der Menschheit, und diese füllen wir immer mehr mit Aktivitäten. Wirkliche Auszeiten, wirkliches Faulenzen sind schwierig geworden, da es immer etwas zu tun gibt, sei es zu Hause, auf der Arbeit oder sogar im Urlaub. Sogar wenn wir eigentlich krankgeschrieben sind, sehen wir auf dem Handy nach, was in der Arbeit läuft – schließlich sind wir unverzichtbar, nicht?

Handy, Tablet, Internet – all diese Dopamin-Fabriken gab es vor 100 Jahren nicht. Sie machen süchtig und geben uns ein gutes Gefühl. Sie stimulieren Tag und Nacht unser Gehirn, ohne dass wir uns bewegen müssen und ohne dass wir wirklich etwas tun müssen. Zur Ruhe zu kommen, ist unter diesen Umständen schwer. Wir müssen nur konsumieren, denn das reicht schon dafür, dass in unserem Hirn Dopamin ankommt. Das macht es so gefährlich. Unser Gehirn produziert eine „Droge“, und auch wenn es eine körpereigene ist, ist es trotzdem eine Droge, die uns befriedigt, beruhigt, erregt, betäubt. Wir müssen dafür nicht körperlich aktiv werden. Aber genau hier liegt das Problem. Denn Dopamin wird eigentlich nur ausgeschüttet, wenn der Körper aktiv gewesen ist, wir uns also aktiv bewegt haben. Jetzt haben wir aber Geräte, die denselben Effekt erzeugen, ohne dass wir uns bewegen. Der Grund fürs Bewegen ist schon lange weggefallen.

Beim Dopamin ist es wie mit jeder anderen Droge auch. Man braucht immer mehr und mehr, da das Gehirn sich daran gewöhnt. Wir werden abhängig und süchtig und verbringen immer mehr Zeit mit unseren elektronischen Geräten. Irgendwann sind aber die

Bausteine leer, die das Dopamin produzieren und die Nebennieren, die es produzieren, sind erschöpft. Wir merken es kaum, aber wir werden immer müder, depressiver, immer schlechter gelaunt.

Auch die Ernährung und unser Bewegungsverhalten haben sich im Vergleich zu früher sehr verändert. Es gab andere Nahrungsmittel, die Menschen haben saisonaler und natürlicher gegessen. Die Lebensmittelindustrie mit ihren haltbaren Produkten war zwar bereits auf dem Vormarsch, aber die Fülle an haltbar gemachten Nahrungsmitteln mit ihren unzähligen Konservierungsstoffen, Farbstoffen, Geschmacksstoffen war ungleich geringer, es gab keine Massentierhaltung, keine Antibiotika in Lebensmitteln und wenig Fertiggerichte und keine Mikrowelle. Die Menschen mussten sich mehr bewegen, da es weniger Autos gab und viel zu Fuß gegangen wurde. Es wurde viel mehr körperlich gearbeitet, ein eigener Garten war mehr Arbeitsplatz als Chill-out-Oase, denn dort wurde das Essen angebaut.

Versteh mich nicht falsch, ich möchte die Zeit nicht zurückdrehen. Ich möchte nur aufzeigen, wie sich unsere Lebensweise in den letzten 100 Jahren verändert hat, damit du verstehst, wo die Reise hingehen könnte, indem du anfängst, diese Umstände zu verändern. Es geht nicht darum, zu den Zuständen von vor 100 Jahren zurückzukehren, sondern uns der negativen Effekte der aktuellen Zeit bewusst zu werden, um sie zu unseren Gunsten zu verändern oder zu beeinflussen und das Positive daran zu nutzen.

> Die Atemmuskulatur ist ein nicht zu unterschätzender Faktor bei Beschwerden im Bewegungsapparat, die viele von uns durch eine sitzende Lebensweise heute haben.

Modernes Leben – schlechte Atmung

Dadurch, dass wir heutzutage viel mehr sitzen, sind wir in unseren Muskeln konstant verkürzt. Viele Menschen bemerken zwar Beschwerden im Rücken und im Hüftgelenk, was sie jedoch nicht spüren, ist ihre Atemmuskulatur. Zumindest bringen wir die Beschwerden, die wir empfinden, nicht auf den ersten Blick mit der Atmung in Verbindung. Von einem Engegefühl in der Brust, einem gestressten Gefühl im Bauch über einen schnellen Puls, Rückenschmerzen und Verspannungen bis hin zu Reflux, Bluthochdruck, Magendrücken und Paniken – die Liste der Beschwerden, die durch die Verkürzung und Verklebung der Atemmuskulatur entstehen können, ist sehr lang.

Das ständige nach vorn gebeugte Sitzen tut uns nicht gut, egal ob wir diesen Rundrücken am Schreibtisch, im Auto, im Zug, im Bus oder zu Hause auf dem Sofa haben. Unsere Atmung kann sich in einer solchen Haltung nicht frei entfalten, denn wir stauchen dadurch unser Zwerchfell. Dieses Muskelgeflecht, das unterhalb unserer Rippenbögen etwa auf Höhe des Magens verläuft, zieht sich beim Einatmen zusammen und zieht damit die Lunge nach unten, wie du bereits weißt. Es hilft der Lunge, Sauerstoff einzuziehen und sich nach unten auszudehnen. Wenn es sich verkürzt oder eben „verkümmert", weil wir es nicht so nutzen, wie es möglich wäre, hat es eine dauerhafte Spannung und ist ständig „auf Zug". Das führt im ersten Schritt dazu, dass es überanstrengt wird. Überanstrengte Muskeln werden bekanntermaßen sauer, außerdem laufen wir Gefahr, dass die Faszien verkleben und die Muskeln nicht mehr richtig arbeiten können. Dadurch gerät zunehmend auch der Magen unter Druck. Daher ist es sinnvoll, dieser dauerhaften Verkrümmung im Sitzen durch Streckung entgegenzuwirken, um die Atemmuskeln, sei es das Zwerchfell oder die Zwischenrippenmuskulatur, wieder geschmeidig zu bekommen. Die richtige Streckung wiederum wird einer besseren Atmung zugutekommen.

Hinzu kommt, dass wir beim Sitzen oft sehr flach und kurz atmen, das heißt, wir atmen nicht bis hinunter in den Bauchraum, sondern die Luft bleibt im oberen Bereich des Brustkorbs. Dadurch werden die Muskeln im Bereich der Brustwirbelsäule und des Schulter-Nacken-Bereichs überbeansprucht und verkürzen ebenso, was wiederum zu einem engen Gefühl in der Brust führt, das eine Art Beklemmung auslöst. Durch diese kurze und flache Atmung strömt wenig Sauerstoff in die Lunge. Es fehlt die Weite, stattdessen triggern die Engegefühle unser vegetatives Nervensystem und lösen Stress in uns aus.

Wenn wir uns in dieser runden Haltung so „zusammenkauern“, wird unserem Gehirn vom Nervensystem gemeldet, es sei Gefahr in Verzug, denn eine solche Körperhaltung signalisiert Bedrohung und damit Stress – ein Einfallstor für viele gesundheitliche Probleme, die sich durch die richtigen Maßnahmen vermeiden ließen.

Deshalb mein Tipp: Achte auf deine Haltung. Geh aufrecht. Sitze aktiv, nicht wie ein Fragezeichen, und kauere dich nicht zu sehr zusammen. Hebe den Brustkorb, dehne dich auf, mach dich groß und atme tief durch.

Mund- und Nasenatmung

Für viele Menschen ist es völlig normal, nur durch den Mund zu atmen und dabei mehr den Brustraum zu benutzen als den Bauch. In der Tat ist es so, dass gerade Frauen flach und kurz in die Brust und nicht tief und intensiv in den Bauch atmen, da sie nicht möchten, dass man den Bauch sieht. Frauen ziehen oftmals den Bauch ein, da sie sich anders unwohl fühlen. Das führt aber zu genau den Beschwerden, die ich weiter oben schon aufgeführt habe und die sich zu gesundheitlichen Problemen entwickeln können.

Wir müssen trainieren, von dieser kurzen, flachen Mundatmung wegzukommen, hin zu einer ruhigen und sanften Nasenatmung in den Bauch. Wie bereits beschrieben, hat das nicht nur das Dehnen des Zwerchfells zur Folge, sondern die Stimulierung des Vagusnervs und somit unseres vegetativen Systems, das sich dadurch auf Entspannung programmieren lässt.

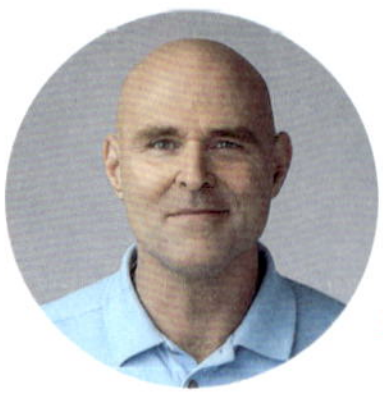

Mit meinen Übungen zur „schnellen Hilfe“ (Seite 60) kannst du in den richtigen Momenten umschalten und sogar dauerhaft auf eine ntspannte Nasen-Bauch-Atmung umstellen. Du wirst sehen, mit dieser Technik wird sich vieles in dir verändern.

Die Mundatmung an sich ist nicht grundsätzlich falsch. Sie kann von großem Vorteil für dich sein, wenn es darum geht, den Körper schnell und intensiv mit Energie und Sauerstoff zu füllen. Da machen wir uns die Mundatmung zunutze, aber wir atmen trotzdem in den Bauch und nicht in die Brust.

Deine Atmung hat viel mit deiner Wahrnehmung zu tun. Nimmst du wahr, dass du tagsüber in stressigen Situationen durch den Mund atmest, versuchst du, durch ein Umstellen zur Nasenatmung ruhiger zu werden. Achtest du vermehrt darauf, dass der Bauch sich hebt und senkt, dann entlastet das den gesamten Körper und verhindert das Verkürzen des Zwerchfells und der restlichen Atemmuskulatur.

Schaffst du es, dich dauerhaft auf die Nasenatmung umzustellen, atmest du also durch die Nase ein und durch die Nase aus, hast du einen großartigen Trainingseffekt für die gesamte Atmungskette und Atemmuskulatur, die dadurch gekräftigt wird, wenn du sie dauerhaft praktizierst.

Die Nase bietet eine Art natürlichen Widerstand, der das Zwerchfell trainiert und immer wieder aktiviert. Es muss arbeiten, damit es durch die relativ engen Nasenflügel die notwendige Menge Luft bekommt. So ist jeder Atemzug eine Trainingswiederholung für die Atmungskette.

Es gibt viele Wege, gut zu atmen. Natürlich kannst du auch beides machen: durch die Nase einatmen und durch den Mund aus. Das hat einen sehr entspannenden Effekt. Das Ausatmen geht dadurch einfacher und entspannt die Muskeln und den Brustkorb. Mir geht es zunächst darum, dass du erkennst, wann du wie atmest, damit du dir dann deine Atmung und verschiedene Atemtechniken zunutze machst, um ein gesünderes Leben zu führen und bei gesundheitlichen Problemen damit einen Werkzeugkasten an der Hand hast, mit dem du etwas dagegen tun kannst.

Tipps für eine gute Atmung

Die Bewegung im Allgemeinen, die Haltung unseres Körpers, die Dehnung unserer Muskulatur, die Verkürzung und Übersäuerung der Muskeln – all das müssen wir im Blick haben, wenn wir nicht Gefahr laufen wollen, dass die Atmung abflacht und durch diese Faktoren Stress auf den Körper wirkt. Du weißt inzwischen: Zuallererst müssen wir verhindern, dass der Körper direkt oder indirekt Stress empfindet. Lass mich kurz zusammenfassen, worauf wir achten sollten, damit der Tag entspannter für uns wird:

- mehr und gezielter bewegen
- zwischendurch die Atemmuskeln aufdehnen und lockern
- gute und ausreichende Flüssigkeit trinken
- bewusst Nährstoffe für die Blutbildung zu sich nehmen
- auf einen erholsamen und entspannten Schlaf achten
- in schwierigen Situationen kurz innehalten und sich durch eine Atemübung beruhigen

7 Atemübungen zur schnellen Hilfe

Im folgenden Abschnitt zeige ich dir sieben Übungen, die dich unterstützen, wenn du akut Unterstützung brauchst. Mit diesen einfachen Atemübungen kannst du in den genannten Situationen einfach und schnell viel erreichen. Sie sind jederzeit anwendbar und bedürfen keiner Vorbereitung.

Im Einzelnen geht es um:

1. Panikattacken und Herzrasen
2. Herzrasen und Bluthochdruck
3. Schlafstörungen und Einschlafprobleme
4. Stresssituationen
5. Energielosigkeit
6. Schmerzen (egal welcher Art)
7. Sport und körperliche Belastung

1. Panikattacken und Herzrasen

Der Puls rast und das Blut schlägt bis zum Hals. Hier hilft sofort die sogenannte Embryostellung. Ich gebe dir zwei Varianten dieser Übung, damit du auch bei Knieproblemen davon profitieren kannst. Die Päckchenstellung, die der Embryohaltung gleicht, verlangsamt den Blutfluss und lässt dich sofort ruhiger werden. Um die Wirkung zu verstärken, lege ein Taschentuch auf die Knie, um die Sauerstoffmenge, die du einatmest, zu verringern und eine stärkere Beruhigung herbeizuführen.

Variante 1: Geh hüftbreit in die Hockstellung. Lege die Hände überkreuz auf die gegenüberliegende Schulter oder den Oberarm. Senke die Stirn auf die verschränkten Arme und atme unter deinen Armen durch.

Variante 2: Setz dich auf einen Stuhl. Leg den Oberkörper auf den Oberschenkeln ab. Führe die Arme unter den Knien durch, greife die gegenüberliegenden Ellbogen und zieh dich zu einem kleinen Paket zusammen. Atme zwischen den Knien hindurch.

Bleib in der Stellung solange du willst und genieße das Gefühl. Atme ruhig und tief.Komm langsam und behutsam wieder nach oben, um Schwindel zu vermeiden, indem du zu schnell aufstehst.

2. Herzrasen und Blutdruck

Diese Übung eignet sich, wenn du ein Engegefühl oder einen Druck im Hals spürst und dein Puls hoch ist.

Stell dich aufrecht hin. Nimm die Arme ausgestreckt so weit nach oben, wie du nur kannst, und strecke dich ganz groß. Schaue nach oben, indem du den Kopf leicht in den Nacken beugst. Atme ganz tief erst in den Bauch, dann weiter in die Brust. Der Druck sollte bereits nach 30 Sekunden besser sein, aber idealerweise hältst du die Übung länger als zwei Minuten. Öffne dich, mach dich groß. Atme richtig kräftig aus, kräftiger, als du einatmest.

3. Schlafstörungen und Einschlafprobleme

Wenn dich Unruhe plagt und das Gedankenkarussell nicht aufhört zu kreisen, sodass du nicht (mehr) einschlafen kannst, bringt dir diese Übung Linderung.

Leg dich ins Bett. Strecke dich aus, wenn du dich ins Bett gelegt hast, und versuche, alle Spannung aus den Muskeln zu lassen. Lieg einfach nur da. Atme tief durch die Nase in den Bauch und anschließend durch den Mund aus. Atme hörbar ein und aus. Konzentriere dich auf das Geräusch und das Gefühl des Atems. Konzentriere dich nur auf den Fluss der Atmung und folge den eigenen Atemzügen, bis sie leiser werden. Du atmest schon ruhiger und sanfter, bleibst aber konzentriert. Du spürst, dass du müde und schwer wirst, und atmest ganz sanft weiter, bis du einschläfst.

4. Stresssituationen

Diese Übung ist perfekt, um nach einem Tag voller Anspannungen aus der Stressspirale zu kommen.

Du stehst fest auf dem Boden. Dein Stand ist schulterbreit, die Knie sind leicht gebeugt. Zieh die Arme über die Seite nach oben über den Kopf. Dabei atmest du laut und hörbar durch die Nase zuerst in die Brust und dann weiter in den Bauch ein. Auf dem Weg der Arme nach unten atmest du hörbar und tief durch den Mund aus. Mach auf diese Weise zehn tiefe Atemzüge, indem du im Rhythmus mit der Atmung die Arme langsam auf- und abbewegst. Langsam breitet sich eine Entspannung aus, die du zuletzt wie ein angenehmes Kribbeln am ganzen Körper spürst.

5. Energielosigkeit

Hier folgt eine Übung in zwei Varianten, wenn du dich mal wieder schlapp und kraftlos fühlst und nichts hilft, um dich aus diesem Energieloch zu holen.

Variante 1: Du stehst fest auf dem Boden, die Füße sind schulterbreit. Mach kleine Wipp- oder Hüpfbewegungen: Wippe mit den Fersen in die Luft. Wenn es geht, spring leicht ab. Beim Hochwippen ziehst du die Schultern kurz und intensiv zu den Ohren und atmest tief durch die Nase in den Bauch ein. Beim Weg nach unten atmest du aus und lässt die Schultern locker nach unten fallen.
Variante 2: Kurz und intensiv: Spring solange du willst und kannst und atme dabei intensiv ein und aus. Anschließend spürst du im Körper eine tolle Energie und ein intensives Kribbeln. Jetzt bist du wieder wach!

6. Schmerzen (egal welche)

„Schmerzen (egal welche)“ mag erst einmal seltsam klingen, schließlich können Schmerzen ja ganz unterschiedliche Ursachen haben. Es geht in diesem Fall auch nicht um Heilung, sondern um eine Entlastung deines Körpers. Indem du dich auf die Atmung konzentrierst, kann sich dein Körper entspannen, und vorhandene Schmerzen erhalten vom Gehirn weniger Aufmerksamkeit.

Leg dich bequem auf den Rücken, die Beine lang ausgestreckt. Versuche dich zu entspannen. Leg eine Hand auf den Bauch und spüre, wie sich der Bauch gegen deine Hand langsam hebt und senkt. Zwinge die Atmung nicht, sondern beobachte einfach, was geschieht, auch wenn es eine kleine Bewegung ist. Atme ruhig durch die Nase oder den Mund in den Bauch. Mach das, bis du merkst, dass deine Schmerzen etwas nachlassen.

7. Sport und körperliche Belastung

Hier möchte ich mich sehr kurzhalten, denn darüber gibt es bereits unzählige Bücher. Bei körperlicher Belastung steigt der Blutdruck, daher sollte man bei Belastung immer ausatmen, damit der Druck von den Gefäßen genommen wird.

Machst du Krafttraining oder Bodybuilding, dann achte darauf, auszuatmen, wenn der Muskel angespannt wird. Bei der Entlastung wird eingeatmet. Je stärker die Belastung ist, desto mehr solltest du auf diese Art der Atmung achten. Es gilt in jedem Fall: nie die Luft anhalten!

Krankheiten ganzheitlich angehen

In diesem Abschnitt möchte ich dir an ausgewählten Beispielen den Zusammenhang zwischen der Atmung und dem Entstehen oder Vorliegen von Krankheiten aufzeigen. Viele Beschwerden würden gar nicht erst entstehen, wenn wir richtig atmen würden, und umgekehrt ließen sich durch richtiges Atmen auch so manche Probleme leicht beheben. Die Atmung kann bei vielen Krankheitsbildern unterstützend eingesetzt werden, ich beschränke mich hier jedoch auf vier Erkrankungen: den häufigen Bluthochdruck, die Atemwegserkrankungen COPD und Asthma sowie Reflux mit Sodbrennen als Hauptsymptom.

Bluthochdruck

Kaum ein erwachsener Mensch, der gestresst ist, hat nicht ab und an mal Probleme mit Herz und Blutdruck. Das Herz ist ein Muskel, und wenn der die ganze Zeit zu stark beansprucht wird und dauerhaft mehr macht, als für ihn gut ist, dann gibt er früher auf – so einfach ist das. Du weißt bereits, dass das Herz den Sauerstoff in und durch unseren Körper pumpen muss. Dabei kommt es entscheidend auf die Anzahl der roten Blutkörperchen an, unserer Sauerstofftransporter. Haben wir viele davon, dann entlastet das das Herz, denn es transportiert pro Schlag mehr Transporter als bei jemandem mit wenigen roten Blutkörperchen.

Der erste Schritt sollte also sein, an der Zahl der roten Blutkörperchen zu arbeiten. Dies entlastet sofort das Herz, da es direkt weniger schlagen muss. Du kannst dein Herz unterstützen, indem du ausreichend trinkst und damit dein Blut „dünner“ machst. Wenn das Blut sehr dick ist, deutet das auf einen hohen Hämatokritwert hin (siehe S. 41). Hast du schon mal Buttermilch durch einen Strohhalm getrunken? Wasser lässt sich mit dieser Methode im Vergleich viel einfacher trinken. Der Ansaugdruck der Buttermilch ist sehr viel höher als der von Wasser. Übertragen auf das Herz heißt das, wenn das Blut zu dick ist, dann muss das Herz viel mehr leisten, um es durch den ganzen Körper zu bringen. Du kannst dir ungefähr vorstellen, was für eine Mehrleistung das für dein Herz, deinen Blutdruck und deinen Puls bedeutet.

> Ist der Hämatokritwert zu hoch, ist das Blut zu dick. Das Herz muss dann viel mehr leisten, um das Blut durch den Körper zu transportieren.

Fazit: Gutes, fließfähiges Blut und viele rote Blutkörperchen zum Sauerstofftransport entlasten das Herz und seine Pumpleistung. Der Sauerstoff- und Bluttransport wird wesentlich verbessert, wenn das Blut fließfähig und dünn ist. Damit stellen wir eine gute Versorgung aller Zellen im gesamten Körper her. Auch eine bessere Funktionsfähigkeit der Lunge wird durch einen guten Blutfluss gewährleistet, womit wir wieder bei der Atmung sind. Ist das Blut zu dick, bekommt man weniger gut Luft. Es folgt ein höherer Puls, der Cortisolspiegel steigt und mit ihm unser Stresslevel – der Körper funktioniert nur im Zusammenspiel unendlich vieler Faktoren.

Gute Fließeigenschaften des Blutes kommen auch unseren Gefäßen an sich zugute. Kennst du der Unterschied zwischen Arterien und Venen? Klar, die Arterien transportieren das mit Sauerstoff angereicherte Blut vom Herzen in den Körper, und die Venen bringen das verbrauchte Blut wieder zum Herzen zurück. Das ist aber nicht der wichtigste Unterscheidungspunkt.

Unsere Arterien haben die Eigenschaft, dass sie sich zusammenziehen (kontrahieren) und wieder ausdehnen können, sie ähneln also kleinen Muskeln, die das Blut durch den Körper pumpen. Venen dagegen können sich nicht aktiv zusammenziehen. Das Maß, in welchem Umfang Arterien das leisten, nennt man Gefäßelastizität. Können sie sich stark aufdehnen, haben wir eine große Gefäßelastizität, können sie es weniger, dann haben wir eine eingeschränkte Elastizität. Dieses Ausdehnen der Arterien wird unter anderem durch Magnesium gesteuert. Eine gute Magnesiumversorgung bedeutet, die Arterien können sich besser ausdehnen. Das ist extrem wichtig, denn wenn wir bei Anstrengung oder Aufregung mehr Sauerstoff brauchen, kann durch geweitete Arterien mehr sauerstoffreiches Blut gepumpt werden. Fehlt Magnesium, können sich die Gefäße nicht weiten und das Blut staut sich. Diesen Staudruck nennt man Hypertonie, Bluthochdruck.

Die Kontraktion der Arterien hängt eng zusammen mit der sogenannten Kalium-Natrium-Pumpe. Vereinfacht gesagt, sorgt diese für einen ausgeglichenen Haushalt von Natrium- und Kalium-Ionen in unseren Zellen, also vom Elektrolythaushalt. Vernachlässigen wir die Zufuhr von Flüssigkeit mit den benötigten Elektrolyten, dehydrieren wir und die Pumpe kann nicht mehr richtig arbeiten. Das geschieht regelmäßig im Sommer älteren Menschen, die zu wenig trinken: Erst tritt Schwindel auf, dann sackt der Kreislauf weg. Im Blut befinden sich zu wenig Sauerstofftransporter und das Blut ist zu dick.

Ein funktionierendes Wechselspiel von Anspannung und Entspannung des Herzens und der Arterien hängt also auch von der richtigen Menge an Elektrolyten ab. Hier sind nicht nur Kalium und Natrium gefragt, gerade die Arterien brauchen viel Magnesium, das „Salz“ der Nerven und der Muskeln. Ohne Magnesium läuft fast gar nichts in unserem Körper und schon gar keine Entspannung.

Welche Flüssigkeit eignet sich also, um unseren Elektrolythaushalt wieder ins Lot zu bringen und den Blutdruck nicht entgleisen zu lassen? Kaffee und Energydrinks haben einen negativen Einfluss auf unseren Blutdruck, da das Koffein die Elektrolyte verschiebt, uns aufregt, anspannt und die Atmung verkürzt. Es wäre toll, wenn wir einfach mal tief ein- und ausatmen könnten und alles wäre erledigt, aber Fakt ist: Alles, was du isst und trinkst, hat einen Einfluss auf deine Atmung, deinen Stress, deine Anspannung und deine

Entspannung im Körper. Drehst du nicht an allen Stellschrauben gemeinsam, wirst du weiter an deinen Symptomen leiden.

Vielleicht bist du der Meinung, ein bisschen Bluthochdruck schadet doch nicht, schließlich hast du ihn noch nie bemerkt. Problematisch wird es aber, wenn sich deine Gefäße, insbesondere die Arterien, nicht mehr anspannen und entspannen können, so wie sie sollen, denn dann besteht die Gefahr von Arteriosklerose, also Arterienverkalkung. In den Arterien können sich Plaques bilden, die, wenn sie sich lösen, durch Verstopfung von Hauptblutbahnen einen Schlagfall, Herzinfarkt oder eine Lungenembolie auslösen können.

Das Risiko dafür ist hoch, wenn die Gefäßelastizität nicht gegeben ist, das Blut zu dick ist und es zu wenig Sauerstoff enthält, denn Sauerstoff verhindert die Bildung von Plaques. Der nette Nebeneffekt ist: Wenn das Blut dünn und mit viel Sauerstoff angereichert ist, dann haben auch unsere Nieren leichtes Spiel mit der Reinigung des Blutes. Es hat also auf allen Ebenen nur Vorteile, wenn du für eine optimale Zusammensetzung deines Blutes sorgst.

Nun kann man wie beim Bluthochdruck nicht von allein wissen, ob sich schon Plaques gebildet haben. Selbst die entsprechenden Warnungen oder Symptome werden meist ignoriert und werden mit dem Hinweis abgetan, das sei eben das Alter. Leider machen Herzinfarkt, Schlaganfall und Embolie keinen Termin und kommen unangekündigt, egal in welchem Alter.

Dein Lebensstil, zu viel Salz, zu wenig Bewegung, zu viel Stress oder das berühmte Übergewicht – all diese Faktoren können das Risiko erhöhen. Es lohnt sich also, genauer hinzuschauen und die Dinge, die ich dir empfehle, umzusetzen.

Sollte bei dir bereits ein diagnostizierter Bluthochdruck vorliegen, weißt du inzwischen, was du tun kannst, um steife Gefäßwände wieder gängig und flexibel zu machen möchte: Du solltest in Bewegung kommen, und zwar moderat. Es braucht kein Hochleistungssport zu sein, einfach ein leichtes Spazierengehen oder gemütliches Walken reicht aus. Einfache Dinge, bei denen du dich leicht anstrengst, aber nicht verausgabst, denn du musst die Gefäße erst mal wieder langsam an Belastung gewöhnen. Wer es übertreibt, riskiert nur eine weitere Verschlechterung seines Zustands.

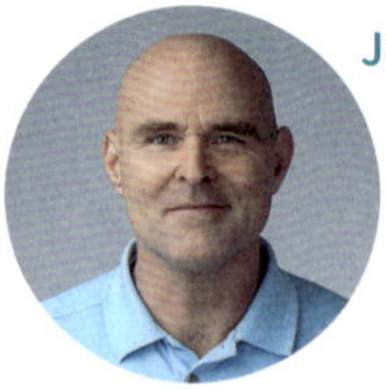

Jede meiner elf Übungen (siehe ab S. 120) wird dir helfen, den Blutdruck zu senken. Damit kannst du den Druck aus dem Brustkorb nehmen und die Atemmuskulatur dehnen, was dich schon mal massiv entlastet. Außerdem wird das Zwerchfell aktiviert, was dir wiederum über den Vagusnerv mehr Ruhe verschafft.

Hast du keine Zeit für die Atemübungen, dann versuche dir im Alltag vorzunehmen, mehrfach täglich bewusst beim Einatmen den Bauch rauszustrecken. Irgendwann wirst du feststellen, dass du von ganz allein nur noch in den Bauch atmest. Tiefe, ruhige Atemzüge in den Bauch.

COPD

COPD steht für „chronisch obstruktive Lungenerkrankung" (englisch: *chronic obstructive pulmonary disease*). Kurz und knapp bedeutet es: Die Luftwege in der Lunge sind dauerhaft verengt, was das Atmen erschwert.

Meist kommt diese Erkrankung bei Menschen vor, die rauchen oder bereits eine Lungenschädigung hatten, beispielsweise durch Asthma oder eine chronische Bronchitis. Hier sind die Lungen, genauer gesagt die Bronchien, also der gesamte Atmungsapparat geschädigt: verklebt und verunreinigt durch Tabakrückstände, Pollen, Sekret. Rauchen ist die Ursache Nummer eins. Aber auch Umweltgifte, Staub und Chemikalien können dazu beitragen. Kurz gesagt: Alles, was nicht in unsere Lungen gehört, kann sie so auf Dauer schädigen, dass der Gasaustausch nicht mehr ungestört stattfinden kann. Die Alveolen sind verklebt und hängen aneinander und können nicht die Menge Sauerstoff aufnehmen, für die sie eigentlich gemacht sind. Das führt zu einer Luftnot, das Atmen fällt unendlich schwer, Aufregung und ein hoher Puls verstärken das Leiden nur noch.

Ständige Atemnot, chronischer Husten, Schleimproduktion und immer wieder auftretende Atemwegsinfektionen können den Alltag zur Herausforderung machen. Sport, tanzen oder ein Spaziergang im Park – alles Luxusaktivitäten, wenn jeder Atemzug Überwindung kostet.

Eine COPD ist leider nicht rückgängig zu machen, nur ein Fortschreiten der Erkrankung kann verhindert werden. Linderung kann man sich durch die richtige Dosis Flüssigkeit verschaffen, denn Flüssigkeit verflüssigt den zähen Schleim in den Bronchien und erleichtert so das Abhusten. In extremen Fällen ist eine Infusionstherapie mit Kochsalzlösung und Elektrolyten empfehlenswert. Die Aufnahme von Flüssigkeit und Nährstoffen ist über Infusionen wesentlich besser. Man spürt sofort, dass die Lunge entlastet wird und man besser Luft bekommt. Es gibt auch bronchienerweiternde Medikamente, die den Gasaustausch erhöhen. Dies geschieht aber meist auf Kosten des Pulses, denn man erhöht den Herzschlag und damit die Menge an Blut, die durch die Lunge gepumpt wird, was sich sehr unangenehm anfühlen kann, wenn man mit einem Puls von 100 oder mehr ruhig auf der Couch sitzt.

Wer das nicht möchte oder sich zusätzlich etwas Gutes tun will, kann auch hier auf Atmung setzen. Auch wenn die Lungen nicht mehr die Voraussetzungen haben, um einwandfrei zu funktionieren, können wir sie immer mit der Atmung unterstützen. Es gilt wie immer auch bei COPD: Viele rote Blutkörperchen bedeuten viele Erythrozyten mit hohem Hämoglobingehalt und einem niedrigen Hämatokritwert (dünnes Blut) und können viel Sauerstoff in alle Ecken transportieren.

Daneben empfehle ich die Einnahme einer Aminosäure, die eine gefäßerweiternde Funktion besitzt: L-Arginin. Gerade Menschen mit COPD könnte dieser Stoff helfen, besser durchzuatmen.

Eine weitere Aminosäure, die gegen „Verschleimung" helfen kann, ist Acetylcystein, abgekürzt NAC oder besser bekannt als das Schleimlöser-Medikament ACC.

Meine Einnahmeempfehlung:

- L-Arginin: 3 x täglich 2 g zum Essen
- NAC: mindestens 1 x täglich 600 mg zum Essen (in schweren Fällen auch 3 x täglich 600 mg)

Bei COPD kann eine tiefe, ruhige Bauchatmung Linderung bringen, die das Zwerchfell und alle Muskeln dehnt, die den Atemapparat betreffen.

Als Erstes sollten bei COPD jedoch die Blutwerte optimiert werden und eine ausreichende Flüssigkeitsversorgung sichergestellt werden. Was das Atmen angeht, kann eine tiefe, ruhige Bauchatmung Linderung bringen, die das Zwerchfell und alle Muskeln dehnt, die den Atemapparat betreffen, auch am Rücken. Wer unter COPD leidet und diesen Ratschlägen folgt, kann eine erhebliche Verbesserung seines Zustandes erfahren.

Asthma

Asthma ist eine Erkrankung der Atemwege, die Millionen von Menschen auf der ganzen Welt betrifft. Ein Zustand, bei dem die Atemwege sich verengen und entzünden, was zu Atemnot, Husten und Engegefühl in der Brust führt. Auch hier gibt es viele Auslöser: Pollen, Tierhaare, Staub, Infekte, Medikamente, sogar kalte Luft oder körperliche Anstrengung können einen Asthmaanfall auslösen. Manchmal kann selbst Lachen oder Weinen die Atemwege reizen.

Beim Asthma unterscheidet man zwei Hauptformen: das allergische und das intrinsische Asthma. Manchmal gibt es auch Mischformen. Wie der Name schon sagt, entsteht das allergische Asthma durch eine allergische Reaktion. Auslöser sind die sogenannten Allergene, meist eingeatmete Stoffe, zum Beispiel Pflanzenpollen, der Kot von Hausstaubmilben oder Tierhaare. Allergisches Asthma hat oft eine erbliche Komponente und setzt oft bereits in der Kindheit oder Jugend ein. Das intrinsische oder nicht allergische

Asthma kann sehr unterschiedliche Ursachen haben: Entzündungen oder virale Infekte oder auch bestimmte Medikamente.

Glücklicherweise gibt es heute Medikamente, Inhalatoren und Therapien, die dafür entwickelt wurden, die Symptome zu lindern und Asthmaanfälle zu verhindern. Wer unter Asthma leidet, kann die Schwere der Erkrankung aber zusätzlich durch eine Veränderung der Flüssigkeitsaufnahme verbessern.

Denk daran, die Lunge ist das Sauerstofforgan Nummer eins im Körper. Trinken wir nicht ausreichend, dann verklebt sie. Für eine gute Atmung brauchen wir eine gute Flüssigkeitsversorgung. Wenn Flüssigkeit fehlt, können die Bronchien und ihre Verästelungen, die Bronchiolen, die Luft nicht richtig leiten und die Alveolen, also die Lungenbläschen an deren Ende können ihre Arbeit nicht leisten und der Gasaustausch wird gestört und gehemmt. Gerade im Frühjahr zur Pollenzeit, wenn viele winzig kleine Pollen fliegen, ist es wichtig, den Körper gut zu spülen, damit die Lunge gut funktionieren kann.

Leider hat die Zahl der Asthmatiker seit der weltweiten Verfügbarkeit von Softdrinks, Diätlimos und Kaffee erheblich zugenommen. Ja, auch Kaffee! Zu viel Kaffee spült die wichtigen Mineralien raus, die wir brauchen, damit unsere Muskulatur, auch die Atemmuskulatur, gut arbeiten kann. Hinzu kommt, dass Kaffee das Herz schneller schlagen lässt, was wiederum die Atmung schneller macht, was wiederum zu mehr Flüssigkeitsbedarf führt, der oft nicht gedeckt wird. Kaffee dehydriert den Körper.

Reflux

Auch Reflux ist eine Erkrankung, die immer mehr Menschen betrifft, da die Welt immer stressiger wird, das Essen immer ungesünder und hektischer, der Druck immer größer und der Schlaf immer schlechter. Unser Magen produziert den ganzen Tag Magensäure, und wenn es vorkommt, dass diese sich durch den Mageneingang in die Speiseröhre drückt, spricht man von einer Rückflusskrankheit, genauer gesagt vom gastroösophagealen Reflux. Im Volksmund ist er auch als Sodbrennen bekannt, wenn vom Oberbauch oder unteren Brustbereich bis zum Hals ein Brennen aufsteigt.

In leichten Fällen kann man sogenannte Antazida oder H2-Rezeptorantagonisten einnehmen, die rezeptfrei in der Apotheke erhältlich sind. Sind die Beschwerden stärker oder halten länger als zwei Wochen an, kann man sich Protonenpumpenhemmer verschreiben lassen. Diese Magensäureblocker blockieren eine spezielle Pumpe in den Magenzellen und hemmen dadurch die Produktion von Magensäure. Mittlerweile gehören sie zu den meistverkauften Medikamenten in Deutschland.

Die Magensäure reduzieren – das klingt auf den ersten Blick toll, denn wenn sie nicht mehr in die Speiseröhre hochdrückt, hören auch die Beschwerden auf. Wie so oft aber bekämpft das Medikament nur das Symptom, nämlich die Magensäure, aber nicht die Ursache. Deine Ernährung hat einen nicht zu unterschätzenden Einfluss auf die Magensaftproduktion: üppige, süße, fette oder saure Speisen können wie Alkohol oder Kaffee (und übrigens auch Rauchen) Sodbrennen hervorrufen. Der in meinen Augen wichtigste Auslöser für Reflux ist jedoch Stress. Er ist es, der die viele Magensäure produziert, er wird nicht als der eigentliche Übeltäter erkannt und ignoriert. Stattdessen wird ein natürlicher Prozess gehemmt, der uns eigentlich helfen soll, zu erkennen, dass etwas schiefläuft.

Der in meinen Augen wichtigste Auslöser für Reflux ist Stress.

Das Problem ist, dass auch Protonenpumpenhemmer irgendwann nicht mehr helfen und vor allem auch Nebenwirkungen haben. Besser ist es, dass du für dich selbst dein Stresslevel klärst. Beim Reflux geht es in erster Linie um Stressreduktion. Du hast schon gelesen, dass du über entspannende Atemübungen den Parasympathikus steuern kannst, der auch auf die Stressregulierung wirkt. Daher wäre es ein erster Ansatz, ruhig und tief zu atmen und das vegetative Nervensystem zu aktivieren, damit es erst gar nicht zur Produktion von so viel Magensäure kommt.

Leidest du unter Sodbrennen, achte mal auf deine Atmung. Atmest du flach und kurz in die Brust und es heben sich deine Schultern und Schlüsselbeine, solltest du üben, deine Atmung zu vertiefen, um das Zwerchfell zu lockern und zu dehnen, damit der Magen darunter gut entlastet wird.

Solltest du an einer der oben beschriebenen vier Erkrankungen leiden, empfehle ich dir, dich an die folgenden Regeln zu halten:

- Trinke ausreichend (Heil-)Wasser: mindestens 3 Liter täglich.
- Versorge deinen Körper über die richtige Ernährung mit den richtigen Nährstoffen.
- Nimm zusätzlich Magnesium für deinen Elektrolythaushalt zu dir.
- Achte auf Ruhephasen am Tag, die du bewusst wahrnimmst.
- Mach mindestens 5 Minuten täglich Atemtraining, egal wann.

Mein ganzheitlicher Ansatz für mehr Sauerstoff

Die B-E-R-G-Formel

Die von mir entwickelte B-E-R-G-Formel gibt Ansätze und Hilfestellungen, um aktiv etwas für sich und seine Gesundheit zu tun. Es gibt vier elementare Pfeiler, die für die Gesundheit unabdingbar sind: Bewegung, Ernährung, Regeneration und Geist. Mit welchem du beginnst, spielt keine Rolle, denn es handelt sich um einen Kreislauf.

> Meine B-E-R-G-Formel gibt dir Ansätze und Hilfestellungen, um aktiv etwas für deine Gesundheit zu tun.

Wer sich mit seinem gesundheitlichen und psychischen Wohlbefinden beschäftigt, kommt früher oder später zu dem Ergebnis, dass es ein großes Zusammenspiel vieler Faktoren ist, die das Leben positiv verändern. Die B-E-R-G-Formel ist kein Programm, das auf eine bestimmte Zeit begrenzt ist, sondern eher eine Art Lebenseinstellung. Sie vermittelt Grundwerte und Verhaltensansätze, die sich nachhaltig positiv auf alle deine Lebensbereiche auswirken. Deine eigene Gesundheit rückt damit in den Mittelpunkt. Wenn du einmal verstanden hast, wie Gesundheit funktioniert, bist du für die Zukunft gut gerüstet.

Im Folgenden stelle ich dir die vier Elemente meiner B-E-R-G-Formel kurz vor.

B – Bewegung

Eigentlich ist es selbstverständlich. Jeder weiß es, aber niemand kann erklären, warum genau Bewegung so wichtig ist. Man hat gehört, sie ist gut fürs Herz und gut für die Figur. Klar, ist sie auch. Nur warum? Was steckt hinter der Bewegung und wieso ist sie lebensnotwendig? Ohne Bewegung würdest du sehr schnell sterben, je nach Allgemeinzustand würde es plus/minus 30 Tage dauern. Die Todesursache? Multiples Organ- und Herzversagen.

Warum ist das so? Dein Herz braucht Impulse. Es muss aktiviert werden, und das geschieht über unsere Steuerzentrale, das Gehirn, das wiederum auf Bewegung reagiert. Die Bewegung unseres Körpers signalisiert dem Herzen, dass es Blut pumpen muss. Ohne Bewegung gibt es also irgendwann keinen Herzschlag mehr, da die Impulse fehlen. Nicht umsonst müssen Komapatienten beatmet und täglich bewegt werden.

Was hat das nun mit der Gesundheit zu tun? Bewegung fördert die Durchblutung, den Stoffwechsel sowie die Grob- und Feinmotorik und hat somit direkte Auswirkungen auf unser Gehirn. Die Bewegung sorgt für mehr Sauerstoff im Blut, mehr Sauerstoff bedeutet eine bessere Zellversorgung. Blut und Sauerstoff zirkulieren besser im Körper und versorgen die Körperzellen mit allem, was für sie notwendig ist. Bewegen wir uns nicht, kann das zu Durchblutungsstörungen führen. Blutdruck-, Herz-, Organprobleme und vieles mehr können die Folge sein.

Bewegung macht aber noch viel mehr, als nur eine gute Zellversorgung und Durchblutung zu fördern. Durch Bewegung werden

Produktionsprozesse in Gang gesetzt, die unser Körper braucht. Es werden hormonelle Prozesse, Wachstumsprozesse und Zellerhaltungsprozesse aktiviert und angestoßen. Ohne Bewegung ist der Körper in einem sogenannten katabolen Zustand, das bedeutet, er baut ab. Abbau jedoch gilt es zu vermeiden, wenn wir ein langes und gesundes Leben führen möchten.

E – Ernährung

Nirgends gibt es so viele Mythen und Märchen wie im Ernährungsbereich. Jeder beansprucht für sich, die Wahrheit zu kennen. Von Bio-Aposteln über Veganer, Vegetarier bis hin zu den überzeugten „Fleischfressern“: Es gibt kaum eine Ernährungsform, die nicht ihre Fans findet, die sie zum einzig Wahren erklären.

Ich betrachte die Sache aus einer anderen Perspektive. Ich schaue mir an, was der Körper wirklich braucht. Dabei gehe ich noch ein Stück weiter und definiere außerdem, was die Zellen brauchen. Das machen die meisten der bekannten Ernährungsformen nicht. Sie legen den Fokus auf die Hauptbestandteile der Nahrung und beschränken sich auf die drei Makronährstoffe Kohlenhydrate, Eiweiße und Fette.

Das ist vom Ansatz her nicht unbedingt falsch. Aber was nutzt es mir, wenn ich mich scheinbar nachhaltig und ausgewogen ernähre, aber weder alle nötigen Nährstoffe an meinen Körper liefere noch in der richtigen Menge? Deshalb beziehe ich auch Mikronährstoffe wie Vitamine, Mineralstoffe und Spurenelemente in mein Konzept mit ein, um direkt etwas für die Zellgesundheit zu tun. Im Anschluss zeige ich dir sehr genau, worauf es ankommt und worauf du achten musst, unabhängig davon, welche Ernährungsform du momentan praktizierst. Du erfährst, was dein Körper tatsächlich braucht. Für Leistungsfähigkeit, Energie, Freude, Zufriedenheit und Gesundheit ist die richtige Nährstoffversorgung unerlässlich.

Wer sich nicht richtig ernährt, hat keine Energie. Antriebslosigkeit, Lustlosigkeit, Schlappheit und Niedergeschlagenheit sind andere mögliche Folgen von unausgewogener Ernährung. Man schreibt solche Symptome schnell der Psyche, einem stressigen Lebensabschnitt oder dem normalen Alterungsprozess zu, dabei liegt die Ursache oft schlicht in nährstoffarmer Ernährung und einem zu hohen stressbedingten Verbrauch an Nährstoffen, der nicht adäquat wieder aufgefüllt wird.

Wenn du einen Benzinmotor mit Diesel betankst, fährt das Auto nicht mehr richtig und geht kaputt. Wenn du in einem Auto mit fast leerem Tank unterwegs bist, dann überkommt dich jedes Mal ein mulmiges Gefühl, wenn du aufs Gaspedal trittst: Reicht der Sprit noch, um ans Ziel zu kommen? Genauso ist es auch mit deinem Körper, nur dass es dort nicht bewusst geschieht, sondern dein Körper von sich aus die Kontrolle über deinen Energiehaushalt übernimmt.

Dein Körper funktioniert am besten mit einer Ernährungsweise, die ganzheitlich und auf die Zellen ausgerichtet ist.

Dein Körper funktioniert am besten mit einer ganzheitlichen, auf die Zellen ausgerichteten Ernährungsweise. Um meinen Lieblingsvergleich heranzuziehen: Der Körper ist wie eine laufende Maschine, die einen variablen Verbrauch hat. Ein stehendes Auto verbraucht sehr wenig Sprit, ein Auto bei konstantem Tempo auf der Landstraße hat einen moderaten Spritverbrauch, und ein Auto auf der Überholspur im Vollgasmodus verbraucht sehr viel Sprit.

Ich hoffe, die Analogie wird klar: Jeder Mensch ist anders. Jeder Mensch schläft, isst, trinkt, arbeitet und lebt anders und bringt sein eigenes Maß für Belastbarkeit und Belastung mit. Jeder Mensch hat eine unterschiedliche Wahrnehmung von Stress und jeder Mensch ist unterschiedlichen äußeren Faktoren ausgesetzt. Wir kommen mit unterschiedlichen Voraussetzungen auf diese Welt, weshalb es keine einheitliche Empfehlung für die Nährstoffzufuhr geben kann. Sie ist abhängig vom Lebensstil, den inneren und äußeren Umständen sowie der allgemeinen Belastung.

Hinzu kommt, dass jeder Tag anders verläuft, ebenso wie jede Nacht. Wir haben Zeiten, in denen wir entspannt sind, und solche, in denen wir gestresst sind. Es gibt Momente, in denen wir glücklich sind, und Augenblicke, in denen wir unglücklich sind. Unser Nährstoffverbrauch variiert andauernd, und dennoch braucht der Körper jeden Tag alle (!) Nährstoffe, damit alle Körperfunktionen hundertprozentig laufen können.

R – Regeneration

Das Thema Work-Life-Balance gewinnt immer mehr an Bedeutung. Es geht darum, den richtigen Ausgleich zwischen unserer Arbeit und dem Rest des Lebens zu finden, es geht um Entspannung, Erholung und Ruhe. Die meisten von uns wissen, dass sie ihren Stress reduzieren und öfter mal zur Ruhe kommen müssten. Leider hapert es oft an der Umsetzung. Erst wenn die ersten „Ausfallerscheinungen" auftreten, denken wir darüber nach, es etwas langsamer angehen zu lassen, oftmals aber erst, wenn es eigentlich schon zu spät ist.

Das ist meist darin begründet, dass man denkt, Regeneration, Ruhe und Erholung seien zeitintensive Angelegenheiten. Sind sie aber im Grunde gar nicht. Du kannst immer und überall etwas für deine Seele und deine persönliche Entspannung und Erholung tun. Um beim Thema Atmung zu bleiben: Unsere Atmung beispielsweise versorgt den Körper mit Sauerstoff, der nicht nur eine lebensnotwendige Funktion hat, sondern außerdem für unendlich viele Regenerationsprozesse verantwortlich ist: von der schnelleren Heilung über eine Verbesserung des Blutdrucks bis hin zu tieferem Schlaf, von der stressabbauenden Wirkung ganz zu schweigen. Die Atmung hat eine wesentliche Auswirkung auf unsere Gesundheit, wie du bereits weißt.

Wenn du auf deinen Körper hörst und ihm die Regeneration gibst, die er braucht, wirst du feststellen, dass es dir von Tag zu Tag besser geht und du über mehr Ausgeglichenheit, mehr Ruhe, mehr inneren Frieden, mehr Energie, mehr Lust und mehr Positivität verfügst.

G – Geist

Körper und Geist stehen in einer Wechselbeziehung, die unser komplettes System beeinflussen. Sind wir gestresst, steigt der Puls und beschleunigt sich die Atmung, ungünstige Hormone wie Cortisol werden ausgeschüttet. Genauso andersherum: Sind wir positiv und entspannt, atmen wir ruhig und haben viel Sauerstoff im Blut, schüttet unser Körper Hormone aus, die uns guttun.

Du hast es selbst jederzeit in der Hand. Es liegt in deiner Atmung, in deiner Sauerstoffversorgung, in deiner Sauerstoffsättigung. Passt alles, kann das Herz viel entspannter reagieren, auch wenn bei Belastung oder Stress viel Sauerstoff gebraucht wird. Mach dir das immer wieder bewusst. Das Wissen, gut aufgestellt zu sein, lässt deinen Geist ruhiger werden, denn du weißt, dass auch in stressigen Situationen für alles gesorgt ist und du „unbeschadet" durchkommst.

Wenn du ausreichend Informationen und Erfahrungen gesammelt hast, um die richtigen Entscheidungen zu treffen, bist du auf der sicheren Seite. Das allein reicht allerdings nicht: Die Erfahrung(en) musst du selbst machen. Wir können Dinge erst beurteilen, wenn wir sie ausprobiert haben.

Allein, dass du über Wahrnehmungstraining und Atemtraining viel bewusster leben und genießen kannst, ist unbezahlbar. Mach es nicht wie so viele andere und hetze von Tag zu Tag, ohne wirklich zu leben. Am Schluss warst du dann zwar anwesend auf diesem Planeten, aber du hast nicht gelebt! Mit meinem Atemtraining veränderst du deinen Geist und wirst bewusster leben, bewusster atmen, bewusster essen und trinken, dich bewusster bewegen und vor allem bewusster denken.

Herz-Kreislauf-Training für maximalen Sauerstoff

Unser Herz schlägt, wodurch Blut und Nährstoffe durch unseren Körper gepumpt werden. Allerdings kommt es auf die Frequenz an, denn mehr oder schneller bedeutet nicht automatisch besser – eine gefährliche Fehleinschätzung, die gerade im Hobbybereich oft vorkommt und für viel Enttäuschung sorgt. Es gibt Herzfrequenzen, in denen destruktive Prozesse geschehen, daher solltest du diese vermeiden.

Es ist die Hauptaufgabe des Herzens, Sauerstoff in alle Zellen zu bringen. Das Herz pumpt Blut durch den gesamten Körper, nachdem es in der Lunge mit Sauerstoffmolekülen angereichert wurde, die dann über den Blutkreislauf in den Zellen abgegeben werden. Strengen wir uns körperlich an, signalisieren die Muskeln dem Herzen, dass sie mehr Sauerstoff und Nährstoffe brauchen. Das veranlasst das Herz dazu, schneller zu schlagen. Übertreiben wir es, kommt irgendwann der Punkt der Belastung, an dem das Herz so schnell schlagen muss, dass das Blut so schnell durch die Lunge rauscht, dass keine Anreicherung mit Sauerstoff mehr stattfinden kann. Das führt dazu, dass die Muskeln immer mehr Signale senden, aber das Herz trotz hoher Schlagfrequenz nicht noch mehr Sauerstoff aufnehmen kann: Wir ringen nach Luft. Dass das keine positiven Effekte hat, sollte dir klar sein, denn ein positiver Prozess im Körper ist immer an eine hohe Sauerstoffversorgung gekoppelt.

Der Maximalpuls

Für die maximale Herzfrequenz gibt es eine Faustformel: 200 minus das Lebensalter ergibt die maximale Herzfrequenz, auch Maximalpuls genannt. Daran wiederum orientiert sich der Bereich, in dem es sinnvoll ist, Sport zu treiben. Das Herz-Kreislauf-Training untergliedert sich in fünf verschiedene Bereiche. In Klammern ist jeweils angegeben, wie viel Prozent der maximalen Herzleistung sie beanspruchen:

- Regenerationstraining (50–60 %)
- Fettstoffwechseltraining (60–70 %)
- Grundlagenausdauertraining I (70–80 %)
- Grundlagenausdauertraining II (80–90 %)
- Maximalleistung (90–100 %)

An einem Beispiel gerechnet: Wenn du 42 Jahre alt bist, hast du einen Maximalpuls bei 200 – 42, also 158. Damit weißt du, dass du bei deiner Maximalleistung nicht über einen Puls von 158 hinausgehen solltest. Für ein gutes Stoffwechseltraining hingegen sollte dein Puls bei ca. 65 % deines Maximalpulses liegen, also idealerweise bei etwa 103 Schlägen.

Da jeder Mensch unterschiedlich ist, sind diese Werte nur eine grobe Orientierung. Man kann den individuellen Wert über Messverfahren exakt bestimmen, aber das ist für unsere Zwecke nicht unbedingt nötig. Mit den obigen Angaben kannst du nichts falsch machen.

Körperliche Anstrengung führt immer zu einer Verbrennung. Bekommt der Körper nicht den Sauerstoff, den er für diese Vorgänge braucht, verbrennt er nicht sauber und es entstehen Schadstoffe.

Möchtest du effektives Gesundheitstraining machen, dann achte darauf, dass du dabei gut durch die Nase atmen kannst. Sonst ist die Belastung zu hoch.

Möchtest du Gesundheitstraining machen, dann müsst du also ausreichend Sauerstoff ins Blut holen, und das gelingt am besten, wenn der Belastungsbereich relativ niedrig ist und du gut durch die Nase atmen kannst. Solltest du kurzatmig werden, dann weißt du, dass das kein effektives Training mehr ist.

Da das Herz-Kreislauf-Training unseren wichtigsten Muskel, das Herz, trainiert, ist es besonders wichtig, es richtig zu machen. Das Herz signalisiert leider nicht, wann es genug hat. Es macht das, was man von ihm verlangt, und gibt keine Rückmeldung, außer, dass es schnell schlägt.

Viele Menschen interpretieren das dann als effektiv und freuen sich, wenn der Kalorienzähler der Fitnessuhr eine hohe Zahl anzeigt. Blöd ist nur, wenn die Kalorienzahl, die da steht, durch verbranntes Muskeleiweiß entstanden ist und nicht wie gewünscht durch verbrannte Fettkalorien, denn das passiert, wenn man nicht mehr im aeroben Bereich trainiert – also bei ausreichender Sauerstoffsättigung des Blutes –, sondern über die eigene Leistungsgrenze geht: Trainierst du zu lange (ca. zwei bis fünf Minuten) über deiner Leistungsgrenze, der sogenannten anaeroben Schwelle, also dem Bereich, wo das Herz deinem Organismus nicht mehr genug Sauerstoff für die Leistung zur Verfügung stellen kann, ist dein Körper in den folgenden acht bis zehn Stunden damit beschäftigt, sich wieder zu reparieren, anstatt Fett zu verbrennen.

Das bedeutet: Bei Überanstrengung zerstörst du deine Fettverbrennung und der Körper machst das Gegenteil von dem, was du erwartest. Daher meine dringende Empfehlung für das Herz-Kreislauf-Training: Kopf anschalten und auf dein Herz hören!

Ausdauertraining und Psyche

Durch gezieltes und moderates Herz-Kreislauf-Training wird nicht nur die Sauerstoffmenge im Blut erhöht und der Stoffwechsel angeregt, Ausdauertraining hat zudem einen positiven Effekt auf unser allgemeines Wohlbefinden. Das liegt unter anderem daran, dass körperliche Aktivität die Ausschüttung von Endorphinen sowie Neurotransmittern wie Serotonin und Dopamin ankurbelt, die auch als Glückshormone bekannt sind. Dadurch hat Bewegung einen direkten Einfluss auf unseren Hormonhaushalt und damit auf unsere Stimmung.

Gleichzeitig wird durch Ausdauertraining Adrenalin abgebaut. Das allseits bekannte Stresshormon, das in der Nebenniere produziert wird, sorgt in angespannten Situationen dafür, dass der Körper sich auf unseren Urinstinkt „Kampf oder Flucht“ einstellt: Energie pumpt durch unseren Körper, der Blutdruck wird erhöht und alle in der Situation unwichtigen Funktionen wie der Stoffwechsel werden heruntergefahren. Wenn wir uns bewegen, dann verringert sich die Menge an Adrenalin im Körper – wir fühlen uns entspannter und bauen inneren Druck ab. So können wir neben unserem Körper auch unsere seelische Belastbarkeit trainieren und sind gewappnet für die nächste Stresssituation.

Eine weitere positive Auswirkung von Herz-Kreislauf-Training auf die Psyche ist die verstärkte Neubildung und Vernetzung von Neuronen im Gehirn, was zu erhöhter Konzentration und geistiger Leistungsfähigkeit führt. Bewegung hat also nicht nur einen Einfluss auf unseren Körper, sondern wirkt sich auch auf unser Gehirn aus. Das Ganze ist also im Prinzip ein vorteilhafter Kreislauf: Durch Ausdauertraining erhöht sich der Anteil an positiven Hormonen im Blut und die Menge an negativen Hormonen verringert sich. Dieser Prozess führt zusammen mit dem Prozess des Fettabbaus bei gleichzeitigem Muskelaufbau zu allgemeinem Wohlbefinden und mehr Zufriedenheit mit dem eigenen Körper.

Zudem erfüllt uns allein die Tatsache, dass wir uns zum Training aufgerafft haben, mit Stolz. Wir werden selbstbewusster und stressresistenter, die Laune verbessert sich extrem, was es uns wiederum erleichtert, uns zu noch mehr Bewegung zu motivieren. Eine unschlagbare Ereigniskette, die wir unserem Körper auf keinen Fall vorenthalten sollten! Selbst bei Menschen mit Depressionen und Angststörungen wurde eine nachweisliche Verbesserung der Symptome durch Bewegung nachgewiesen: Körperliche Aktivität kann in diesen Fällen zwar nicht die Medikamente ersetzen, sollte aber auf jeden Fall mit in die Behandlung integriert werden.

Ich fasse dir noch mal die Vorteile eines Herz-Kreislauf-Trainings mit der richtigen Sauerstoffversorgung zusammen:

- Es steigert die Fettverbrennung.
- Es erhöht die Mikrozirkulation des Blutes.
- Es erweitert die Gefäße und hilft gegen Blutdruckbeschwerden.
- Es fördert den Stoffwechsel generell, insbesondere den Zellstoffwechsel.
- Es erhöht die Sauerstoffaufnahme im Blut.

- Es macht leistungsfähiger und belastbarer.
- Es baut Stress ab und hilft, konzentrierter zu bleiben.
- Es unterstützt die Magen-Darm-Tätigkeit und die Verdauung.

Auf den Körper hören

Ein Teil meiner täglichen Praxis besteht darin, Menschen ein besseres Verständnis ihres Körpers nahezubringen. Deine Körperwahrnehmung ist dein bester Trainer, dein bester Lehrmeister. Wenn du weißt und spürst, was er will, was ihm guttut und was ihm schadet, hast du einen großen Schritt in die richtige Richtung gemacht.

> Deine Körperwahrnehmung ist dein bester Trainer und Lehrmeister!

Nur wir haben Methoden und Technologien entwickelt, die uns blind für uns selbst machen. Wir schauen viel zu sehr in die Welt und vergleichen uns mit anderen. Die Medien tragen dazu bei, dass wir glauben, wenn der das schafft, dann muss ich das auch schaffen (können). Da spielt es keine Rolle, ob wir ganz am Anfang stehen und der andere das schon sein Leben lang macht oder jahrelang geübt hat. Unsere Selbstwahrnehmung wird manipuliert, wenn wir es verlernen, allein uns selbst zum Maßstab zu nehmen und die Signale unseres Körpers zu beachten.

Ich möchte dir Freude und Spaß an der Bewegung zu vermitteln, ohne Druck aufzubauen. Vertrau mir, auch wenn wir uns noch nicht kennen, und lass dich von mir motivieren, um bewusster aktiv zu werden, bewusster zu essen und zu leben. Wenn du es schaffst, auf die Signale deines Körpers zu hören und Verhaltens- und Denkmuster zu verändern, dann verändern sich auch die Prozesse in deinem Körper. Der Stresshormonpegel sinkt, die Atmung verbessert sich, und die richtige Ernährung tut ein Übriges, um Wachstum, Freude und Energie erzeugen. So kann sich dieses System Körper permanent selbst befeuern. Kommt dieser Energiekreislauf richtig in Gang, dann hält dich so schnell nichts mehr auf.

Ganzheitliche Ernährung

Im folgenden Abschnitt wirst du ein anderes Grundverständnis gewinnen für das, was du deinem Körper eigentlich zuführst. Du wirst Nahrung nicht nur als Notwendigkeit oder Genussmittel sehen, sondern als Treibstoff, Heilstoff, Nährstoff, Booster. Dein Blick auf Lebensmittel wird sich verändern und du wirst bewusster und anders essen. Keine Sorge, ich werde hier keine Ernährungsform in den Himmel heben und auch keine Ernährungsform verteufeln. Mir geht es um die Pros und Contras und vor allem um die Fallstricke unserer Ernährung, die zu Krankheiten oder Mangelerscheinungen führen können.

Möchtest du mehr zum Thema Ernährung erfahren, dann sieh dir mein Seminar-Video für dich an zu dem Thema: „Wie und mit was fange ich an?“ Darin zeige ich dir, dass Ernährung weder kompliziert noch teuer sein muss.

Was bedeutet ganzheitliche Ernährung im Hinblick auf die Sauerstoffbildung? Viele setzen eine ganzheitliche Ernährung mit Bio-Lebensmitteln gleich. Eine fatale Schlussfolgerung, denn nur weil bio draufsteht, heißt das nicht, dass es erstens gesund ist und zweitens alles enthält, was wir brauchen. Ich bin zwar ein großer Befürworter von Bio-Nahrungsmitteln, weil sie der Nachhaltigkeit sowie dem Natur- und Tierschutz dienen, aber so einfach ist die Sache mit der gesunden Ernährung leider nicht.

Ich bin kein Freund von Ernährungsplänen, denn meiner Erfahrung nach verliert man nach spätestens vier Wochen die ganze Motivation. Mein Ziel ist es, dass du ein Gefühl dafür entwickelst, was dir guttut und was du lieber meiden solltest. Nur so entsteht Eigenverantwortung – und auch ein Stück weit Stolz.

Bevor wir uns im Detail ansehen, wie eine ganzheitliche Ernährung aussieht, beherzige schon mal die folgenden Empfehlungen:

- Achte auf viel Eiweiß, viele Aminosäuren.
- Iss Fette und Kohlenhydrate im richtigen Maß.
- Du brauchst mehr Vitamine, Mineralien und Spurenelemente, als du denkst.
- Achte auf eine hohe und gute Wasserversorgung.
- Lass deinem Körper Zeit zwischen den Mahlzeiten, um den (Fett-)Stoffwechsel anzukurbeln.

- Belaste deinen Körper vor dem Schlafengehen nicht mehr mit Kohlenhydraten.
- Trinke eine Stunde vor aktiver Belastung ein extra Glas Wasser.
- Nimm deine Nährstoffe ebenfalls eine Stunde vor aktiver Belastung.

Was unsere Zellen brauchen

Unsere Zellen brauchen viel mehr, als du denkst. In meinem Buch „Das 5-Minuten-Body-Anti-Aging-Programm“ (siehe Anhang) habe ich dargelegt, was es braucht, um fit und gesund alt zu werden. Viele unserer modernen Krankheiten rühren von einer Mangel- und Fehlernährung her – was ein Paradox scheint, denn es stehen uns ja mehr Lebensmittel als jemals in der Geschichte der Menschheit zur Verfügung. Aber „wohlgenährt“ entspricht eben nicht gleich einer ganzheitlichen Ernährung, deren Aufgabe es ist, unsere kleinsten Einheiten zu schützen: unsere Zellen. Wenn du verstehst, dass Gesundheit in den Zellen entsteht, kannst du entsprechend agieren und für dich sorgen.

Das Erschreckende ist, dass wir den Körper durch Fehlernährung mit vielem überversorgen, nur eben nicht mit dem, was er wirklich braucht. Manchmal essen wir sogar weniger, um unser Gewicht unter Kontrolle zu bekommen, was wiederum dazu führt, dass der Körper noch weniger wichtige Nährstoffe erhält.

Der Körper bzw. unsere Zellen benötigen 50 Einzelnährstoffe: genauer 47 Mikro- und drei Makronährstoffe. Klingt viel? Ich kann dir nur zustimmen: Wenn es nach mir ginge, würde der Körper mit Schokolade, Pizza und ab und zu einem Stück Kuchen funktionieren. Leider läuft es aber nicht so. Bekommen unsere Zellen nicht alle 50 Nährstoffe in ausreichender Menge, werden sie geschwächt oder beschädigt und sterben im schlimmsten Fall ab.

Die **Makronährstoffe** sind die, die wir in großen Mengen über die Nahrung zu uns nehmen. Es gibt drei:

- Eiweiß
- Fett
- Kohlenhydrate

Die **Mikronährstoffe** kann man nicht sehen, wir nehmen sie in Kleinstmengen über die Nahrung auf. Die insgesamt 47 lassen sich in fünf Gruppen teilen:
- 13 Vitamine
- 9 Aminosäuren
- 3 hoch ungesättigte Fettsäuren
- 5 Mineralstoffe
- 17 Spurenelemente

Bekommen die Zellen die 50 benötigten Nährstoffe nicht über die Nahrung, müssen sie sie wenn möglich aus den körpereigenen Speichern holen. Sind die Speicher aufgebraucht, leidet der Körper über kurz oder lang und wird krank.

Unterstütze die Bildung von roten Blutkörperchen

Für eine optimale Blutbildung müssen wir Nährstoffe essen, die wir für die Bildung von Erythrozyten und Hämoglobin brauchen.

Wenn der Körper nicht ausreichend „Baustoffe“ hat bzw. bekommt, dann kann er einfach nichts bauen. Wenn wir den Zusammenhang mit der Atmung herstellen wollen, müssen wir uns den Blutbildungsprozess auf Nährstoffebene anschauen und die Nährstoffe essen, die wir für die Bildung von Erythrozyten und Hämoglobin brauchen.

Die Bildung von Zellen in unserem Körper ist ein aufwendiger Prozess. Besonders, wenn unsere Nährstoffspeicher leer sind und wir diese Defizite auffüllen müssen. Im Folgenden nenne ich dir meine Nährstoffempfehlung, wie sie für erwachsene Männer und Frauen gilt, egal wie groß, egal wie schwer, egal wie alt. Es stellt für mich die Mindestversorgung dar. Wenn du genauer wissen möchtest, wie deine Werte Stand jetzt sind, solltest du bei deinem Arzt oder deiner Ärztin eine Blutanalyse machen lassen.

Eine Blutanalyse lohnt sich

Solltest du Interesse an einer Blutanalyse haben, kannst du deine Werte bei deinem Hausarzt oder deiner Hausärztin bestimmen lassen. Gegebenenfalls kostet die Analyse der Werte etwas – informiere dich bei deiner Krankenkasse, welche Laborwerte kostenfrei bestimmt werden. Denk bitte immer daran, dass der Körper dein Blut täglich erneuert und dass eine Blutanalyse immer nur den Tag repräsentiert, an dem das Blut abgenommen wurde. Fehlt dir etwas, dann weißt du, dass die Speicher zu diesem Zeitpunkt leer waren. Nutze das Wissen, das du inzwischen hast, und mache das Beste draus. Bei Fragen kannst du dich auch ruhig bei mir melden, dafür bin ich da.

Wenn du einen Überblick über die einzelnen Blutwerte haben möchtest oder an ihrer jeweiligen Bedeutung interessiert bist, findest du unter www.pur-life.de/artikel/blut Blutanalyse-Blätter mit Informationen darüber, welche Werte man untersuchen lassen kann und was geschieht, wenn ein Mangel vorliegt.

Jede Zelle des Körpers ist anders, aber alle haben einen Hauptbestandteil: Eiweiß. Jede Zelle besteht aus einer Aminosäurenkombination. Diese ist für jede Zelle unterschiedlich. Hautzellen haben eine andere Aminosäurenstruktur als die Zellen deiner Leber oder deiner Augen. Aber überall ist Eiweiß beteiligt. Damit aus Eiweiß bzw. ihren Bausteinen, den Aminosäuren, eine Zelle wird, braucht es weitere Nährstoffe, insbesondere Spurenelemente, Vitamine und Enzyme. Diese müssen auch vorhanden sein, sonst nutzt das Eiweiß nichts. Hier folgt mein „Rezept“ für rote Blutkörperchen mit viel Hämoglobin:

- **Glutamin, Histidin, Ornithin und Glycin** sind die wesentlichen Aminosäuren zur Bildung von Blutzellen.
- **Zink** ist der „Verbinder“ der Aminosäuren und wird unter anderem als Klebstoff gebraucht, damit die Aminosäuren zusammenhalten.

- **Eisen** ist der Grundbaustoff für das Hämoglobin. Ohne Eisen gibt es kein Hämoglobin.
- **Vitamin C** wird für die Aufspaltung und Resorption von Eisen benötigt.
- **Vitamin B9 (Folsäure)** wird bei der Blutzellenbildung gebraucht.
- Das **Coenzym Q10** ist extrem wichtig für die Bildung der Atmungskette.
- **Magnesium** ist bei allen Blutbildungsprozessen mit dabei.

Wie viel man jeweils nehmen kann, entnimmst du der Tabelle auf Seite 92. Diese enthält die gesicherten Höchstwerte, die in Langzeitstudien geprüft und als ungefährliche Dosis eingestuft wurden. Das bedeutet nicht, dass du diese Werte so einhalten sollest. Es heißt nur, dass du sie so nehmen könntest und es würden keine Überdosierungen oder Nebenwirkungen entstehen. Taste dich langsam an die Dosis heran, die für dich passt. Jeder Mensch ist anders und hat andere Voraussetzungen.

Was das Lebensalter mit der Ernährung zu tun hat

Was wir heute sind, ist das Ergebnis unserer Nährstoffversorgung. Dein Stoffwechsel heute ist geprägt von deiner Vergangenheit. Alles, was du heute bist, ist ein Ergebnis deines Lebens, deines Lebenswandels, deiner Erziehung und der Bedingungen in der Schwangerschaft. Sollte deine Mutter noch leben, dann frag sie doch mal, wie ihre Ernährung in der Schwangerschaft ausgesehen hat und was du als Kleinkind zu essen bekommen hast.

Es ist spannend zu sehen, dass das, was man im frühesten Stadium seiner Existenz zu sich genommen hat, massive Wirkungen auf die Gesundheit haben kann. Insbesondere dann, wenn man als Erwachsener mit Dingen zu kämpfen hat, die kein Mediziner erklären kann, weil die eigentliche Ursache sich eventuell hinter einer Mangelernährung im Mutterleib oder in der Kindheit verbirgt.

Jeder Lebensabschnitt, in dem wir uns befinden, erfordert besondere Beachtung und bringt seine ganz eigenen Nährstoffbedarfe mit sich. Denke kurz daran zurück, wie sich dein Leben zwischen deinem zehnten und 20. Lebensjahr abgespielt hat. Was hast du gern gegessen und getrunken, was hast du aktiv gemacht? So kannst du jede Dekade nacheinander im Kopf durchgehen. Vergleiche immer dein Leben und die Umstände mit dem, was du deinem Körper zugeführt hast, und schau dir das Ergebnis an. Wie ging es dir in der Zeit? Wie hast du in dem genannten Zeitraum gelebt, gegessen und geschlafen? Wie sah es mit deiner Nährstoffversorgung aus?

Wir sind ein Produkt der Summe aller Einflüsse, der äußeren wie der inneren. Oder anders gesagt: Wir sind, was wir essen. An dieser Redewendung ist tatsächlich etwas dran. Wenn du das verinnerlicht hast, verstehst du besser, dass es dir nur gut gehen kann, wenn du bewusst für dich sorgst. Wir können nicht davon ausgehen, dass wir uns vollwertig fühlen, wenn wir uns gleichzeitig minderwertig (im doppelten Sinn) ernähren. Wir können auch nicht erwarten, dass wir ganzheitlich gesund sind, wenn wir nicht ganzheitlich essen. Mach dir bewusst, Nahrung ist nicht gleich Nährstoff. Das solltest du immer im Hinterkopf haben, wenn du an dich und deine Gesundheit denkst.

> Mach dir bewusst, Nahrung ist nicht gleich Nährstoff. Ganzheitliche Gesundheit setzt ganzheitliches Essen voraus.

Welche Makronährstoffe du brauchst

Eiweiß

Die Deutsche Gesellschaft für Ernährung (DGE) e.V. empfiehlt 0,8 g Eiweiß pro Kilogramm Körpergewicht. Es gibt jedoch unzählige Studien, die besagen, dass man erst ab 2 g Eiweiß pro Kilogramm Körpergewicht eine Verbesserung der Lebensqualität, des Stoffwechsels, des Immunsystems, der Organe und des Muskel-Skelett-Apparates erfährt.

Was bedeutet das nun für meine explizite Empfehlung? Ohne Eiweiß keine Organgesundheit, kein funktionierendes Immunsystem, keine Muskeln, keine Hormone, kein Stoffwechsel, um es mal auf den Punkt zu bringen. Aber: Die Menge ist wichtig. Denn gerade in der Sauerstoffbildung spielt Eiweiß die entscheidende Rolle.

Kohlenhydrate

Ebenso müssen wir eine Menge an Kohlenhydraten aufnehmen, damit der „Motor" läuft und das Gehirn denken kann. Unser Stoffwechsel funktioniert mit Kohlenhydraten, denn sie sind unsere Energielieferanten. Lassen wir sie weg, werden wir sehr schnell unkonzentriert und schwach. Klar: Wo soll die Leistung auch herkommen, wenn wir keine Energie zu uns nehmen? Außerdem brauchen wir sie, um Fett abzubauen. Nicht umsonst heißt es: „Fette verbrennen im Feuer der Kohlenhydrate!"

Fette

Das Gleiche gilt für Fette. Der Körper speichert in erster Instanz das, was wir ihm vorenthalten. Lässt du das Fett in deiner Nahrung weg, dann wird der Körper erst mal das speichern, was er nicht mehr bekommt, und das ist Fett. Mach dir bewusst, dein Organismus braucht Fett! Fett ist ein Energielieferant, aber noch viel wichtiger, es ist ein wichtiger Baustein im Bereich Hormone, Gefäße, Bindegewebe und Stoffwechsel. Es klingt paradox, aber es stimmt: Ohne Fett können wir nicht abnehmen!

Das perfekte Verhältnis der drei Makronährstoffe

In jedem Fall kommst du nicht umhin, dich mit den Nährwertangaben deiner Lebensmittel zu beschäftigen. Vielleicht denkst du jetzt: „Puh, das ist viel Arbeit und kompliziert." Nein, ist es nicht. Du musst keine genauen Zahlen auswendig lernen, sondern nur im Blick behalten, wie die Anteile der Nährstoffe verteilt sind.

Hier folgt meine Empfehlung für deine tägliche Nahrungsaufnahme, damit du alle drei Makronährstoffe in einem ausgewogenen Verhältnis zu dir nimmst:

Frauen: täglich ca. 1600–1700 kcal

- 150 g Eiweiß (ca. 600 kcal)
- 150 g Kohlenhydrate (ca. 600 kcal)
- 50 g Fett (ca. 450 kcal)

Männer: täglich ca. 2000–2200 kcal

- 200 g Eiweiß (ca. 800 kcal)
- 200 g Kohlenhydrate (ca. 800 kcal)
- 60 g Fett (ca. 540 kcal)

Diese Werte basieren auf dem gesunden Stoffwechselbedarf eines erwachsenen Menschen. Wenn du allerdings deinen Stoffwechsel durch diverse Diäten aus dem Gleichgewicht gebracht hast, dann wird er einen Moment brauchen, um wieder in Gang zu kommen.

Es gibt eine Faustregel bei der Ernährungsumstellung: Es dauert in der Regel mindestens sechs Monate, bis der Stoffwechsel sich umstellt und wieder aktiv wird. Das hängt aber im Wesentlichen davon ab, welche Ausgangsposition du hast. Es kann also durchaus auch länger dauern. Gib trotzdem nicht auf, sondern halte dir vor Augen, wie gut es dir gehen wird, wenn du die Umstellung durchziehst!

Welche Mikronährstoffe du brauchst

Wenn du zum ersten Mal Mikronährstoffe zu dir nimmst, dann kann es bei dem ein oder anderen Stoff schon mal dauern, bis du seine Wirkung spürst bzw. er seine originäre Arbeit wieder verrichtet. Wieso das so ist, ist relativ einfach. Jeder Stoff wird in unserem Körper in den Zellen gespeichert. Im Blut befindet sich immer nur die Menge, die der Körper gerade benötigt. Der Rest des Stoffes bleibt in den Zellen, bis er gebraucht wird. Füllt bzw. isst man nicht jeden Stoff, dann leert der Körper seine „Stoff-Speicher".

Das heißt, solange der Körper noch etwas von einem bestimmten Mikronährstoff gespeichert hat, solange enthält das Blut auch diesen Stoff. Zeigt das Blut einen Mangel an, dann ist der „Körperspeicher“ leer. Das erklärt, warum der Körper auch bei schlechter Ernährung so lange funktioniert: Er nimmt sich das, was er braucht, aus sich heraus.

Wichtig ist es also, nach allen Werten zu schauen. Das Tolle ist, dass man zum Beispiel über ein Aminogramm den Speicherstand aller wichtigen Aminosäuren im Körper bestimmen kann. Ich gehe jede Wette ein: Wenn du schlecht Luft bekommst und dich müde und schlapp fühlst, dann fehlen dir höchstwahrscheinlich Histidin und Eisen.

Hier kommt noch mal das Rezept für gute rote Blutkörperchen mit gutem Hämoglobin mit den genauen Dosierungsangaben:

- 3 x täglich 2 g Glutamin zum Essen
- 3 x täglich 2 g Histidin zum Essen
- 3 x täglich1 g Glycin zum Essen
- 3 x täglich 1 g Ornithin zum Essen
- 1 x täglich 25 mg Zink (Bisglycinat) zum Essen
- 1 x täglich 50 mg Eisen (nur, wenn ein nachgewiesener Mangel vorliegt!), nicht zum Essen!
- 3 x täglich 1 g Vitamin C zum Essen
- 1 x täglich 800 µg Folsäure zum Essen
- 1 x täglich 200 mg Coenzym Q10 zum Essen
- 3 x täglich 400 mg Magnesium zum Essen

Ja, es ist viel. Und ja, es funktioniert. Du wirst sehen: In vier Wochen bekommst du besser Luft und bist fitter. Probiere es aus. Die Aminosäuren gibt es als Kapseln. Alternativ kannst du auch einen Eiweißshake am Tag trinken, allerdings fehlt darin das Histidin, das jedoch elementar wichtig ist.

Kontaktiere mich gern, wenn du Fragen hast, ich helfe dir gern weiter. Meine E-Mail-Adresse findest du vorne auf Seite 7.

Rundum nährstoffversorgt

Wer in der heutigen Zeit über ganzheitliche Ernährung nachdenkt, kommt um eine separate Nährstoffversorgung über Nahrungsergänzungsmittel nicht umhin. Du kannst dir über die normale Ernährung nicht alle Nährstoffe in ausreichender Menge zuführen, die dein Körper braucht. Stell sicher, dass dein Körper jederzeit die Möglichkeit hat, aus dem Vollen zu schöpfen! Versorge ihn immer mit dem Besten, was dir gerade zur Verfügung steht.

Du sicherst mit Essen dein Weiterleben, aber wenn du deinem Alterungsprozess entgegenwirken möchtest, mach dir bewusst, dass das nicht ohne zusätzliche Mikronährstoffe geht. Ich bemühe wieder den Vergleich mit dem Auto: Vergleiche deinen Nährstoffbedarf und die Versorgung des Körpers mit dem Autofahren. Voll getankt kann das Auto schnell und zügig fahren. Alle Leistung steht zur Verfügung. Leert sich der Tank langsam, nimmst du automatisch den Fuß vom Gas, wirst langsamer und achtest mehr auf den Verbrauch. Du schraubst die Leistung zurück. Mit halb leerem oder gar leerem Tank wird es problematisch, Leistung zu erbringen.

> Mit Essen sicherst du dein Überleben. Aber um dem Alterungsprozess entgegenzuwirken, braucht dein Körper zusätzliche Mikronährstoffe.

Ältere Autos sind wartungs- und pflegeintensiver, junge Autos eben nicht. So hart sich das anhört, so wahr ist es. Man kann trotzdem mit einem gut gepflegten Oldtimer Rennen fahren und junge Autos alt aussehen lassen. Du setzt selbst die Grenzen fest mit dem, was du mit deinem „Auto“ machst und wie du es pflegst und „betankst“. Immer volltanken und gut pflegen, dann hast du lange Freude an deinem „Auto“, deinem Körper!

Ohne Wasser und Elektrolyte geht es nicht

Ohne Wasser können wir nicht leben, ohne Flüssigkeit funktioniert unser Körper nicht. Kennst du die 3-3-30-Formel? Drei Minuten ohne Sauerstoff, drei Tage ohne Flüssigkeit und 30 Tage ohne Nahrung, das kann unser Körper verkraften. Daran erkennen wir, welchen Stellenwert Flüssigkeit hat. Das Wasser kommt bei uns aus der Leitung, ist also immer verfügbar und für viele selbstverständlich, aber trotzdem wird ihm relativ wenig Beachtung geschenkt. Hier muss dringend ein Umdenken erfolgen! Was ich in den letzten Jahren gesehen, gelernt und erfahren habe, lässt mich zu dem Schluss kommen, dass viele und auch schwerwiegende Probleme auf eine unzureichende Flüssigkeitszufuhr zurückzuführen sind.

Wir haben einen Blut- und einen Wasserkreislauf. Der eine liefert Energie und der andere reinigt den Körper und transportiert Schadstoffe aus ihm heraus. Das eine ist unser Herz-Kreislauf-System und das andere unser Lymphsystem. Wir brauchen beide – und beide brauchen Flüssigkeit, um zu funktionieren, nämlich Wasser, und um genau zu sein, Wasser mit dem richtigen Elektrolytgehalt.

Wir können unseren Körper wie ein Energiekraftwerk sehen. Im Gehirn werden elektrische Ströme erzeugt. Jeder Gedanke, den du denkst, jede Bewegung, die du ausführst, einfach alles, was du tust, sind einfach gesagt Ströme, die unser Gehirn erzeugt und die durch uns hindurchgeleitet werden, um eine Reaktion im Körper zu erzeugen. Wir bestehen aus über 70 Prozent Flüssigkeit, die wir auch dazu benötigen, dass die Impulse unseres Gehirns den Weg zu ihrem Ziel finden.

Wichtiger Hinweis: Strom kann nicht durch destilliertes Wasser fließen! Wasser leitet nur, wenn es Elektrolyte, also bestimmte in Wasser gelöste Mineralsalze, enthält. Unser Körperwasser, unser Blut besteht aus einer elektrolythaltigen, mineralienreichen Flüssigkeit, weshalb Blut und Schweiß nach Salz schmecken. Wenn wir schwitzen, uns bewegen oder auch nur atmen, verlieren wir Flüssigkeit und dementsprechend Mineralien. Diese gilt es aufzufüllen, indem wir trinken, und zwar das Richtige. Tun wir dies nicht, dann dickt das Blut ein, der Körper trocknet aus und wir bekommen Kreislaufprobleme und Kopfschmerzen, Augenprobleme und im schlimmsten Fall Halluzinationen.

Unser Körper kann mit sehr wenig auskommen. Vor allem kann er mit dem Falschen auskommen: Er akzeptiert Kaffee, Cola, Limo, Apfelsaft, Bier, Alkohol, Energydrinks und „leeres" Mineralwasser als Flüssigkeit. Damit kann er seine lebenserhaltenden Funktionen aufrechterhalten und gaukelt uns vor, er funktioniere. Was aber im Inneren geschieht, das sehen und spüren wir nicht. Fatale Folgen stellen sich ein, die man kaum wahrnimmt und selten mit der Flüssigkeitsversorgung in Verbindung bringt.

Schauen wir uns einmal an, was mit einer Flüssigkeit passiert, die dem Körper nicht ähnelt. Wir bestehen ja nicht aus Kaffee oder Cola. Nein, wir bestehen aus einer elektrolythaltigen Flüssigkeit, und genau diese will der Körper verteidigen und schützen.

Der Körper unterscheidet zwischen hypotonen und isotonen Flüssigkeiten. Hypotone Flüssigkeiten sind körperfremd, isotone Flüssigkeiten sind körperähnlich. All die Getränke, die ich oben aufgezählt habe, sind hypoton, also körperfremd. Die hat der Körper ungern in seinem Kreislauf und leitet sie auf dem schnellsten Wege wieder hinaus, nachdem man sie getrunken hat, denn er erkennt, dass diese Flüssigkeit nicht gut für ihn ist. Wenn wir immer mehr dieser hypotonen Flüssigkeiten zu uns nehmen, dann wird die Körperflüssigkeit immer weniger leitfähig, bis sie irgendwann gar nicht mehr leitet.

Damit der Körper jedoch mit hypotonen Flüssigkeiten etwas anfangen kann, muss er sie aufbereiten und mit Mineralien anreichern. Wenn du ihm diese Mineralien nicht durch Nahrung und Nahrungsergänzungen zur Verfügung stellst, dann nimmt er sich diese aus sich selbst heraus, denn der Körper hat für so gut wie alles einen Speicher. Solange sie voll sind, kann er „leeres" Wasser aufbereiten und du hast das Gefühl, alles ist in Ordnung. Unangenehm wird es erst dann, wenn deine körpereigenen Speicher sich leeren! Dies kann Jahre oder auch Jahrzehnte dauern.

Aus diesem Grund wird dem „richtigen" Trinken keine Beachtung geschenkt, da es kaum jemand mit Beschwerden wie Müdigkeit, Kopfschmerzen, Herzrhythmusstörungen oder Übergewicht in Verbindung bringt. Wenn Menschen, die vermeintlich viel trinken, müde, schlapp und abgeschlagen sind, machen sie selten das Getränk dafür verantwortlich. Trinkt man aber viel von einer „leeren" Flüssigkeit, leeren sich die Speicher, was das Gegenteil von dem erzeugt, was wir eigentlich möchten.

Noch viel wichtiger: Falsches Trinken führt dazu, dass die Zellen geschwächt werden. Die Zellstruktur und die Zellwände werden durch den beschriebenen Entmineralisierungseffekt geschädigt und verlieren ihre Abwehrfunktion, was uns direkt zu einem weiteren schwerwiegenden Punkt führt: Unser Körper ist ein hochkomplexes Kraftwerk, das konstant Energie erzeugt. Wir haben 37 Grad Körpertemperatur und die müssen irgendwo herkommen. Es wird also etwas verbrannt. Wenn wir nicht essen, dann verbrennt der Körper sich selbst, seine Muskeln, seine Speicher, sein Fett. Jeder Verbrennungsprozess, sei es von Nahrung, Fett oder Muskeln in unserem Körper, sorgt dafür, dass Stoffe entstehen, die der Körper entsorgen möchte. Wenn das nicht gelingt, dann lagern sich diese Schadstoffe, die sogenannten freien Radikale, in uns ab, schädigen die Zellen und greifen diese an.

Jetzt kommen mehrere Dinge zusammen: Essen wir nichts oder das Falsche, dann entstehen sehr viele freie Radikale. Trinken wir dazu auch noch wenig oder das Falsche, dann dickt unser Blut ein und schädigt die Zellabwehr, und zusätzlich liefert das dicke Blut einen hervorragenden Nährboden für Viren, Bakterien und freie Radikale, die durch den langsamen und sauerstoffarmen Blut- und Flüssigkeitsfluss zu einer erheblichen Schädigung des Zellsystems führen können. Das macht der Körper bei 100 Billionen Zellen sehr lange mit. Bis sich Beschwerden wie starre Gefäße, Bänder oder Sehnen oder auch schlechte Haut und Depressionen bemerkbar machen, vergehen oft viele Jahre.

Hier noch ein paar Beispiele, was zu wenig oder die falsche Flüssigkeit zur Folge haben kann:

- Kopfschmerzen
- Verspannungen
- Verstopfung
- Stoffwechselstörungen
- Schwindelgefühl, Herz-Kreislauf-Störungen
- Wassereinlagerungen
- Bluthochdruck
- niedriger Blutdruck
- Krämpfe
- Herzrhythmusstörungen
- Konzentrationsschwäche
- Cellulite
- Falten
- Knochenprobleme, Arthrose, Osteoporose

Stell dir einen kleinen Teich vor. Solange frisches Wasser in diesen Teich fließt, bleibt er klar und gesund. Solange er ausreichend Sauerstoff enthält, läuft alles rund. Alles, was im Teich lebt, wächst und abstirbt, hinterlässt Spuren und Schadstoffe. Solange aber frisches Wasser zufließt und den angesammelten „Dreck" rausspült, funktioniert das Ökosystem Teich einwandfrei. Stellst du allerdings die Frischwasserzufuhr ab, geschieht etwas. Frischwasserzufuhr bedeutet Bewegung im Teich. Kommt diese zum Erliegen, dann sammelt sich täglich mehr Dreck an und der Teich verrottet im Laufe der Zeit. Es bildet sich eine grüne Schicht auf der Oberfläche, die dem Wasser den Sauerstoff zum Atmen nimmt. Bakterien und Schadstoffe werden nicht mehr ausgespült und können unter der Oberfläche wuchern und gedeihen. Kommt kein Frischwasser mehr, dann trocknet der Teich zudem kontinuierlich aus. Er fängt an, übel zu riechen, die Lebewesen darin sterben nach und nach. Erhöhst du hingegen die Frischwasserzufuhr, führt dies zu mehr Sauerstoff und weniger Schadstoffen – der Teich wird klar und frisch.

Die Natur zeigt es uns also sehr deutlich. Wir funktionieren ganz ähnlich, wir sind ein mit Wasser gefülltes „Gefäß" mit einem Zu- und einem Abfluss. Wird dieser „Durchlauf" gestört, dann wird aus einem klaren Teich ein algenüberzogener Tümpel. Was bedeutet das für uns? Wir müssen unsere „Leitfähigkeit" aufrechthalten und den Körper immer gut „durchspülen". Wir müssen uns mineralisieren und von Schadstoffen befreien.

Möchtest du verhindern, dass freie Radikale, Viren oder Bakterien sich im Blut anreichern, spüle deinen Körper gut durch.

All das ist durch richtiges Trinken möglich. Trinkst du das Falsche, entmineralisierst du deinen Körper. Lieferst du zu wenig Flüssigkeit, dann können die entstehenden freien Radikale sich im Blut anreichern, ebenso wie Viren, Bakterien und andere Krankheitserreger. Willst du das verhindern, dann musst du Körper und Gefäße durchspülen. So sorgst du in Verbindung mit Bewegung für einen schnelleren Blutfluss.

Das Richtige trinken

Was ist denn nun „richtiges" Wasser? Ein Wasser, das isoton ist und das der Elektrolytbilanz des eigenen Körpers entspricht. Das sind die meisten Heilwässer. Ein Heilwasser ist ein Wasser, das im Mineralsalzgehalt unserer körpereigenen Flüssigkeit extrem ähnelt. Es enthält vor allem einen hohen Natriumanteil, und das ist wichtig, denn ohne Salz geht gar nichts.

Insgesamt empfehle ich mindestens 50 ml Flüssigkeit pro Kilogramm Körpergewicht und Tag. An warmen und bewegungsreichen Tagen auch gerne mal 60 ml, an heißen Tagen sogar 70 ml und mehr.

Wie komme ich auf mindestens 50 ml Wasser pro Tag und Kilogramm Körpergewicht? Wir haben pro Tag einen Flüssigkeitsverlust bedingt durch:

- Atmung: ca. 500 ml
- Verdunstung über die Haut: ca. 500 ml
- Darmtätigkeit/Verdauung: ca. 500 ml
- Urinverlust (normale Mange): ca. 2.000 ml

Das ergibt zusammen einen Tagesbedarf an Flüssigkeit von 3,5 Liter Wasser an einem normalen Tag ohne Sport. Mit Sport kommen noch mal 500–1000 ml obendrauf.

Schon über die Atmung verlieren wir täglich ca. einen halben Liter Wasser (dabei ist Sprechen nicht mitgerechnet). Wir verlieren zudem über die Hautoberfläche je nach Jahreszeit bis zu 500 ml Flüssigkeit pro Tag. Gerade in trockenen Räumen ist der Verlust sehr hoch, das gilt auch für die Atmung. Unsere Verdauung nimmt ebenfalls sehr viel Flüssigkeit in Anspruch, denn ohne sie wäre an einen normalen Stuhlgang nicht zu denken. Zudem scheidet ein gesunder Körper im Schnitt täglich zwei Liter Urin aus. So schnell kommen 3,5 Liter Flüssigkeit zusammen, und das für jeden Menschen.

Wer größer und aktiver ist, mehr redet und viel in trockenen Büroräumen unterwegs ist, hat einen entsprechend höheren Bedarf. Mit 50 ml pro Kilogramm Körpergewicht hast du aber ein gutes Orientierungsmaß und bist gut aufgestellt.

Ich empfehle dir, kleine Schlucke zu trinken und die Flüssigkeitsmenge von Woche zu Woche langsam zu steigern, um den Körper nicht zu überfordern, wenn du bisher sehr wenig getrunken hast.

Die richtige Menge von der richtigen Flüssigkeit führt unter anderem zu:

- besserer Durchblutung
- besserer Gefäßelastizität
- besserer Fließeigenschaft des Blutes
- besserem Gefäßwiderstand
- mehr Gelenkschmiere
- einem besseren Hautbild

Geben wir unserem Körper das, was er braucht, reinigen wir ihn von Schadstoffen. Reichern wir ihn regelmäßig mit Sauerstoff an und geben ihm die Impulse, die er benötigt, dann „hält“ er sehr lange und liefert uns das, was wir von ihm erwarten.

Hunger ist oft Durst

Da der Körper das „Gefühl“ Durst oftmals ignoriert, sendet er, wenn er Flüssigkeit braucht, die Information „Hunger!“ Oft interpretieren wir diese Information falsch und essen etwas, anstatt zu trinken, was dann zu einer Gewichtszunahme führen kann.

Daher frage dich immer, wenn du glaubst, Hunger zu bekommen: „Kann das sein?“, „Wann habe ich zuletzt getrunken und gegessen?“. Probiere es dann erst mit einem Glas Wasser und warte ungefähr fünf Minuten, ob du dann immer noch hungrig bist. Du wirst oft merken, es war der Durst im Gewand des Hungers.

Die Studienlage

Wenn du jetzt denkst, ich denke mir das aus: weit gefehlt. Es gibt hinreichende Studien, die meine These stützen.

Eine Studie an „Wenigtrinkern“ im Vergleich zu „Vieltrinkern“ (< 1,2 Liter pro Tag bzw. 2–4 Liter pro Tag) zeigte eine signifikante Erhöhung des Cortisolspiegels im Blut der Wenigtrinker. Wenn man sich überlegt, welche Folgen ein erhöhter Cortisolspiegel haben kann – Stressreaktion, Blutzuckeranstieg, Gewichtszunahme, Hemmung des Immunsystems, Depression, Muskel- und Skelettschmerzen –, siehst du allein daran, was wenig trinken so alles auslösen kann. Wenig trinken verursacht im Körper Stress. Der Körper kompensiert es und wir merken es erst, wenn es zu spät ist!

Dehydrierung hat auf folgende Erkrankungen negative Auswirkungen: Nierensteine, Harnwegsinfektionen, Verstopfung, Bluthochdruck, Thrombosen, koronare Herzkrankheit, Schlaganfall, Zahnerkrankungen, diabetische Ketoazidose, Gallensteine, Glaukom (Grüner Star), Lungenerkrankungen (Asthma, Mukoviszidose, COPD).

Eine Studie an jungen Frauen ergab, dass diejenigen mit dem höchsten Wasserkonsum (3 Liter pro Tag) erheblich niedrigere Werte auf der Depressionsskala hatten sowie mehr Elan, weniger

Müdigkeit, weniger Verspannungen und weniger negative Gefühle wie Zorn und Ärger.

Gerade zur Prophylaxe von Nierenerkrankungen ist eine hohe Wasseraufnahme empfehlenswert. Für die Polycystische Nierenerkrankung (PCO) zum Beispiel werden 2,5–4 Liter pro Tag empfohlen.

Kopfschmerzen kennt jeder. Hier kann allein viel trinken unglaublich viel bewirken! Es ist fast schon ein Reflex bei mir, jemandem mit Kopfschmerzen zu sagen: „Trink doch mal was." Eine Studie hat das untersucht. Kopfschmerzpatienten mit einer Flüssigkeitsaufnahme von weniger als 2,5 Liter pro Tag sollten prinzipiell 1,5 Liter pro Tag zusätzlich trinken. Die Versuchsdauer ging über drei Monate. In der Wassergruppe zeigte sich eine signifikante Verbesserung. Interessant daran ist, dass schon bei einer Trinkmenge von weniger als 2,5 Litern eine weitere Verbesserung der Beschwerden durch zusätzliches Wasser aufgetreten ist. Leider trinken viele Menschen nicht einmal 2,5 Liter am Tag, geschweige denn 4 Liter. Man stelle sich nur mal vor, wie viel besser die Beschwerden bei denjenigen würden, die nur den typischen 1 Liter am Tag trinken.

Das amerikanische Intitute of Medicine (IOM) gibt regelmäßig die offiziellen Dietary Reference Intakes (DRI) heraus. Die empfohlene Mindestmenge an Wasser pro Tag beträgt laut IOM für erwachsene Frauen 2700 ml pro Tag und für Männer 3700 ml pro Tag.

Kann man zu viel trinken?

Bevor du jetzt zweifelst und fragst, ob zu viel Wasser denn nicht schädlich sein kann: Ja, man kann auch zu viel Wasser trinken. Es gibt Fälle, wo zu hohe Trinkmengen in kurzer Zeit gefährlich werden können. Hyperhydratation nennt man das. Aber auch hier kommt es wieder auf den Mineralsalzgehalt des Wassers an, denn die Hyperhydratation geschieht nur mit hypotonem Wasser. Das nennt man dann hypotone Hyperhydratation. Es kann hierbei zu einer gefährlichen Hyponatriämie kommen: Das Natrium im Körper sinkt dann auf unter 135 mmol/l, das heißt, das Natrium im Blut ist durch (das viele leere!) Wasser extrem verdünnt. Das kann in schweren Fällen sogar ein Hirnödem auslösen.

Manchmal kommt es dadurch auch zu Todesfällen, zum Beispiel bei Trinkwettkämpfen mit 5 Liter Wasser auf ex oder bei Marathonläufen in großer Hitze: Gerade Ausdauerathleten bei großer Hitze und langer Belastung wie bei einem Marathon an einem heißen Tag verlieren viel Natrium mit dem Schweiß. Wenn die Trinkmengen exzessiv sind, aber das Wasser hypoton, also ohne die benötigten Salze, also zu wenig Natrium, führt die Kombination von extremen Natriumverlusten über Schwitzen und Atmung und starker Verdünnung des Blutes durch große Mengen hypotonen Wassers dann zu der gefährlichen Hyponatriämie.

Es handelt sich hier aber um Extremsituationen. 5 Liter Wasser in kurzer Zeit an einem heißen Tag unter extremer körperlicher Belastung – als normaler Mensch kommt man zum Glück selten in diese Situation.

Richtig entspannen

Wir funktionieren tagein, tagaus und nennen es leben. Mal ganz ehrlich: Wer lebt heute schon bewusst im Hier und Jetzt? Wir nehmen uns keine Zeit für uns selbst. Der beste Beweis dafür sind die gestiegenen Zahlen an Burn-out-Patienten. Ein Krankheitsbild, bei dem Verdrängung und Stress eine wesentliche Rolle spielen, bis das System kollabiert.

> Ich möchte dich dazu animieren, nicht auf einen Schuss vor den Bug zu warten, sondern direkt anzufangen, bewusster zu leben.

Aus meiner Erfahrung kann ich sagen, dass es nur sehr wenige Menschen gibt, die ihr Leben bewusst genießen. Es braucht oftmals den allseits bekannten „Schuss vor den Bug“, um ein Umdenken, Umlenken und Einsehen zu erzeugen. Ich möchte dich in diesem Abschnitt dazu animieren, nicht erst auf diesen Schuss zu warten, sondern direkt anzufangen, bewusster zu leben.

Leider kann ich dir nicht einfach sagen: „Mach A und iss B und schlafe C Stunden, dann wirst und bleibst du gesund." So funktioniert das Leben nicht, wie du selbst weißt. Es ist ein Prozess, der sich von jetzt auf gleich verändern kann und der immer wieder Anpassungen erfordert. Um diese vorzunehmen, muss man die Grundbausteine der Gesundheit kennen und entsprechend in die Wege leiten.

Wer aber immer auf der Überholspur unterwegs ist und keine Rast macht, erkennt auch nicht die Gefahren, die auf der Strecke lauern. Aus diesem Grund ist für mich das Wahrnehmen der eigenen Geisteshaltung sowie der auftretenden Beschwerden so immens wichtig, damit keine Zeit verloren geht, um Gegenmaßnahmen einzuleiten. Es reichen schon fünf Minuten am Tag. Diese solltest du aber wirklich in absoluter Ruhe und Entspannung verbringen, um innezuhalten und dir Zeit zu nehmen, nach innen zu schauen, ob noch alles passt. So kannst du dich täglich neu fokussieren, damit du deine Ziele und Wünsche nicht aus den Augen verlierst.

Mentaltraining für die Atmung nutzen

Da ich NLP seit über 30 Jahren erfolgreich selbst praktiziere, möchte ich dir sagen: Nutze die Zeit des bewussten Atmens immer auch für NLP. Gerade, wenn wir eine Atemtechnik machen, die etwas länger dauert und du nicht weißt wohin mit deinen Gedanken, kann NLP dir dabei helfen.

NLP ist die Abkürzung für Neuro-Linguistisches Programmieren, worunter bestimmte Methoden und Kommunikationstechniken verstanden werden, die psychische Abläufe im Menschen beeinflussen können. Es ist eine Technik, die mich schon mehr als mein halbes Leben begleitet und ich kann aus wirklich langer Erfahrung berichten, dass sie wirkt.

Im Prinzip funktioniert NLP wie gut gemachte Werbung. Du wirst mit Sicherheit schon das ein oder andere Mal ein Opfer von

Werbung geworden sein und etwas gekauft haben, das du weder gebraucht noch wirklich gewollt hast. Aber die Werbung hat dir weisgemacht, dass es sich um ein Produkt handelt, das das Beste seiner Art auf dem Markt ist.

Werbung ist dann wirkungsvoll, wenn sie kurz, prägnant und einprägsam ist und ständig wiederholt wird. Sehen wir die gleiche Werbung immer und immer wieder, reicht meist schon der erste Ton der Werbemelodie oder das erste Bild, um zu erkennen, um welches Produkt es sich handelt. In diesem Fall waren Werbespezialisten am Werk. Und weißt du was? Das kannst du auch! Werde dein eigener Werbespezialist für deine eigenen Produkte – in diesem Fall sind das deine Gedanken. Wiederhole deine positiven Gedanken immer und immer wieder, um sie zu verinnerlichen und so dein Leben nachhaltig zu beeinflussen.

Fokussiere dich auf positive Gedanken, um dein Leben nachhaltig zu beeinflussen.

Meist praktizieren wir nur das negative Beispiel dieser Technik. Du kennst bestimmt jemanden, der sich etwas nicht zutraut, weil seine Eltern immer gesagt haben: „Lass das, du kannst das eh nicht.“ Solche und ähnliche Äußerungen haben starke Auswirkungen auf die Psyche. Wer dauerhaft von negativen „Werbesendungen“ beschallt wird, glaubt diese irgendwann und macht sie zu seinen eigenen Überzeugungen. Solche Programmierungen wieder loszuwerden, ist harte Arbeit.

Solche Dauerwerbesendungen können jedoch von uns selbst oder auch von anderen kommen. Wenn wir sie oft genug hören, dann machen diese etwas mit uns, sie prägen unser Unterbewusstsein. Diesen Effekt können wir nutzen. Wir können uns selbst positive Dauerwerbesendungen mit viel positiver Energie senden. Durch permanentes Wiederholen ein und derselben Botschaft verändern wir auf nachhaltige Weise unser Unterbewusstsein, bis unsere neuen Überzeugungen schließlich die Bewusstseinsebene erreichen und uns insgesamt positiver denken und handeln lassen.

Vielleicht kommt es dir am Anfang etwas merkwürdig vor, dir selbst etwas einzureden, was du zunächst weder spürst noch glaubst. Damit kommen viele Menschen nicht klar. Ein Beispiel: Du fühlst dich minderwertig. Die neue Dauerwerbesendung könnte in diesem Fall lauten: „Ich bin wertvoll!“ Dein Gehirn wehrt sich vielleicht zunächst gegen diesen (in deinen Augen) absurden Gedanken, aber lass dir gesagt sein, dass es funktioniert! Jede gute Werbung nervt am Anfang, aber wenn man dann im Laden steht, dann weiß man plötzlich, welches Produkt „gut“ für einen ist. Sende dir positive Dauerwerbesendungen, auch wenn dir nicht danach ist oder du gefühlt anders denkst. Sende sie dir immer und immer wieder. Mentaltraining ist eine Art von Training, und Training ist immer anstrengend, auch wenn es im Kopf stattfindet.

Nutze jede freie Minute, jede rote Ampel, jede Bushaltestelle oder nimm dir ein paar Minuten vor dem Schlafengehen, was aus meiner Sicht die beste Zeit für ein intensives Mentaltraining ist. Sage dir beim Einschlafen immer und immer wieder ein und denselben Satz, die gleiche Affirmation. Formuliere sie positiv. Es ist zu Beginn nicht einfach, eine neue Information in deinem Kopf zu verankern und eine alte zu überschreiben.

Fang zum Einstieg mit kurzen, positiven Sätzen an. Wiederhole diese immer und immer wieder; nutze dazu jede Gelegenheit. Später, wenn du die Technik beherrschst und die Wirkung spürst, kannst du gern mehrere Sätze affirmieren. Du wirst dabei vermutlich ab und zu von deinem wohlformulierten Satz abweichen. Aber versuche trotzdem mal, eine Minute lang zu denken: „Es geht mir gut!“ Ich bin gespannt, ob du das tatsächlich auf Anhieb schaffst oder ob du dich ablenken lässt. Schaffst du es locker, dann bleib dran und sage es zwei, drei oder vier Minuten oder (falls du es abends machst) bis du eingeschlafen bist.

Mit den Techniken aus dem NLP programmierst du bewusst dein Unterbewusstsein. Dabei ist es sehr wichtig, keine negativen Worte oder Gedanken zu verwenden. Lass daher auf alle Fälle Negationen wie „nicht“, „nie“, „kein“ oder Ähnliches weg und vermeide auch Begriffe wie „Angst“, „Stress“, „Tod“ oder „Krankheit“.

Damit die Methode funktioniert, ist es unerlässlich, solche Wörter aus deinen Affirmationen zu verbannen, denn das Gehirn reagiert sehr stark auf derartige Begriffe und du erreichst damit genau das Gegenteil von dem, was du eigentlich möchtest. Selbst bei Sätzen wie: „Ich habe keine Angst“ oder „Ich bin nicht krank“ fokussiert es sich automatisch auf die Begriffe „Angst“, „krank“, „keine“ und „nicht“ – dass das keine positiven Auswirkungen haben kann, kannst du dir vermutlich vorstellen. Sage stattdessen zum Beispiel: „Ich bin gesund“ oder „Ich bin mutig“. Es hat dieselbe Bedeutung, aber mit anderen Worten.

Vergiss dabei aber bitte eine Sache nicht: Du kannst dir pausenlos vorsagen, dass du glücklich bist – wenn dein Körper nicht die Nährstoffe für den entsprechenden Bauprozess der richtigen Hormone und Botenstoffe bekommt, dann wird das Mentaltraining nicht viel bringen. Aus meiner Sicht ist das ein Hauptgrund dafür, dass so viele Menschen nicht von diesen Techniken überzeugt sind und sagen: „Hab ich alles schon versucht, hat nichts gebracht!“ Es bringt eben nur etwas, wenn der Körper ausreichend Nährstoffe zur Verfügung hat, um den Produktionsprozess zu starten, den du mit deiner Affirmation auslösen willst.

Neu-Orientierung durch autogenes Training

Autogenes Training bedeutet Entspannung aus sich selbst heraus. Seit fast 100 Jahren ist diese Methode eine anerkannte Therapieform. Sie erlangte in den letzten Jahrzehnten immer mehr an Bedeutung, denn zum Beispiel Bluthochdruck oder Burn-out können damit gut therapiert werden.

Durch das autogene Training versetzt du den Körper in eine Art „Hypnosezustand“, in dem er sich selbst reguliert. Mithilfe von Autosuggestionen – das bekannteste Beispiel ist der Satz „Mein Arm wird schwer“ – sollen Körper und Geist entspannt werden, damit sie sich auf Regulationsmechanismen konzentrieren und die Selbstheilungskräfte aktivieren können.

Für mich ist das autogene Training eine der wertvollsten Techniken der Entspannung. Wichtig ist es, dafür Zeit und Ruhe zu finden. In meinem Online-Coaching zeige ich dir die Grundzüge und gebe dir eine konkrete Anleitung. Ich werde es auch ein paar Mal gemeinsam mit dir durchführen, wenn du das willst, aber das Ziel sollte sein, dass du es allein machst, ohne Hilfe von außen. Mit ein bisschen Übung wirst du das ohne Probleme hinbekommen.

Probiere es aus. Wenn du einmal erlebt hast, was es heißt, wirklich zu ruhen, wirst du diesen Zustand immer wieder erreichen wollen.

Bewusst handeln

„Manuel, es liegt nicht an fehlendem Wissen oder fehlender Erkenntnis … Es liegt am Willen, daher scheitert die Umsetzung!" Das höre ich leider öfter. Und ja, jeder erwachsene Mensch weiß, dass Chips und Gummibärchen oder Bier oder Wein am Abend nicht wirklich gesund sind, ebenso wenig wie Zigaretten. Wir wissen, dass wir uns damit schaden. Alle! Und trotzdem kauft und isst jemand die Chips, die Pommes, die Schokolade und die Gummibärchen, die zu Millionen Tonnen täglich hergestellt werden. Der Geist ist willig, das Fleisch ist schwach – diesen Satz kannte man schon zu biblischen Zeiten, und er ist heute noch gültig. Damit kann man sich für alles entschuldigen, auch für die Fehlgriffe im Bereich Ernährung oder Bewegung.

Wer etwas für andere macht, wird über kurz oder lang nicht motiviert bleiben. Motivation ist der Motor, der uns antreibt, damit wir etwas für uns tun. Diese Erkenntnis muss aber ebenfalls aus dir selbst heraus entstehen. Da nutzen alle guten Ratschläge nichts! Wenn du nicht erkennst, dass du für dein eigenes Wohlergehen Verantwortung übernehmen musst und das Arbeit bedeutet, wirst du dich dem Lauf der Dinge überlassen. Deshalb an dieser Stelle der Hinweis: Versuche nicht, andere von deinem Weg zu überzeugen. Es ist dein Weg! Geh ihn für dich und nicht für andere. Vor wem musst du dich rechtfertigen? Nur vor dir selbst. Du kümmerst dich nicht wegen anderer um deine Gesundheit, sondern tust es für dich selbst.

Wie gesagt, viele Handlungen laufen ohne unser aktives Bewusstsein ab, zum Beispiel Atmen, Schlucken, Schlafen oder Hören. Das hat seinen Sinn, denn wir würden verrückt werden, wenn wir beispielsweise wirklich alle Geräusche um uns herum bewusst wahrnehmen würden. Das Gehirn filtert zum Glück das Wichtige für uns heraus. Beim Essen jedoch haben wir einen viel größeren Spielraum, es gibt also keinen Grund, einfach dem ersten Impuls zu folgen. Ein Keks hier, ein Latte Macchiato dort, ein Stück Schokolade zwischendurch, ein Bierchen am Abend müssen nicht sein, wenn du es nicht willst. Das bedeutet nicht, dass du dich kasteien sollst, ich möchte nur, dass du dich bewusst für etwas entscheidest. Willst du etwas wirklich oder könntest du auch verzichten? Wenn du einen Keks essen willst, dann iss bewusst einen Keks und nicht im Vorbeigehen. Genieße ihn.

> Was du bewusst wahrnimmst, ist doppelt schön. Ein bewusst genossenes Stück Schokolade erspart dir drei, die du nebenbei herunterschlingst.

Genuss spielt eine große Rolle in unserem Leben, und er hat einen umso größeren Effekt, wenn man ihn bewusst wahrnimmt. Denk an die positiven Hormone, die ausgeschüttet werden, wenn es dir gut geht und du glücklich bist. Dasselbe Gefühl kann entstehen, wenn du deine Lieblingsschokolade isst oder bewusst mit jemand anderem einen Kaffee trinkst und dabei ein Stück Kuchen isst. Die Dinge bewusst wahrzunehmen, macht alles doppelt schön, und ein bewusst genossenes Stück Schokolade erspart dir drei, die du nebenbei herunterschlingst.

Darauf möchte ich deinen Fokus lenken: auf bewusstes Leben. Damit du nicht mehr ständig von A nach B und dabei am Leben vorbeihetzt, sondern innehältst, durchatmest, reflektierst und genießt.

Wir haben keine Zeit für Schmerzen, Verspannungen, Kopfweh, Sodbrennen, Durchfall. Es gibt ja für alles eine Medizin. Eine bequeme Sichtweise, aber ob du dir damit auf Dauer etwas Gutes tust, sei dahingestellt. Für mich ist in stressigen, fordernden Zeiten sehr wichtig, immer wieder innezuhalten. Wir haben alle unsere Sorgen, und alle diese Sorgen haben ihren Grund und sind oft berechtigt. Aber wenn du mal einen Schritt zurücktrittst und die eigene Situation wie eine fremde Person von außen betrachtest, dann ändert sich etwas. Möglichweise tun sich Lösungen auf und es finden sich Auswege aus scheinbar ausweglosen Situationen oder wenigstens Ideen. Nimm dir einfach bewusst Zeit und halte Ausschau. Das wird dir durch meine Atemübungen, die wie ein Mentaltraining wirken, besser gelingen.

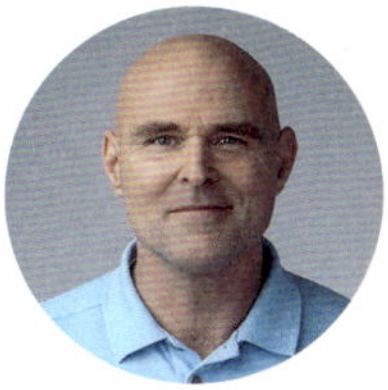

Meine Mental-Übungen werden dich „entschleunigen", denn sie greifen aktiv in den Puls ein und helfen dem Körper zu entspannen. Jetzt geht es endlich los – freu dich auf das Praxiskapitel!

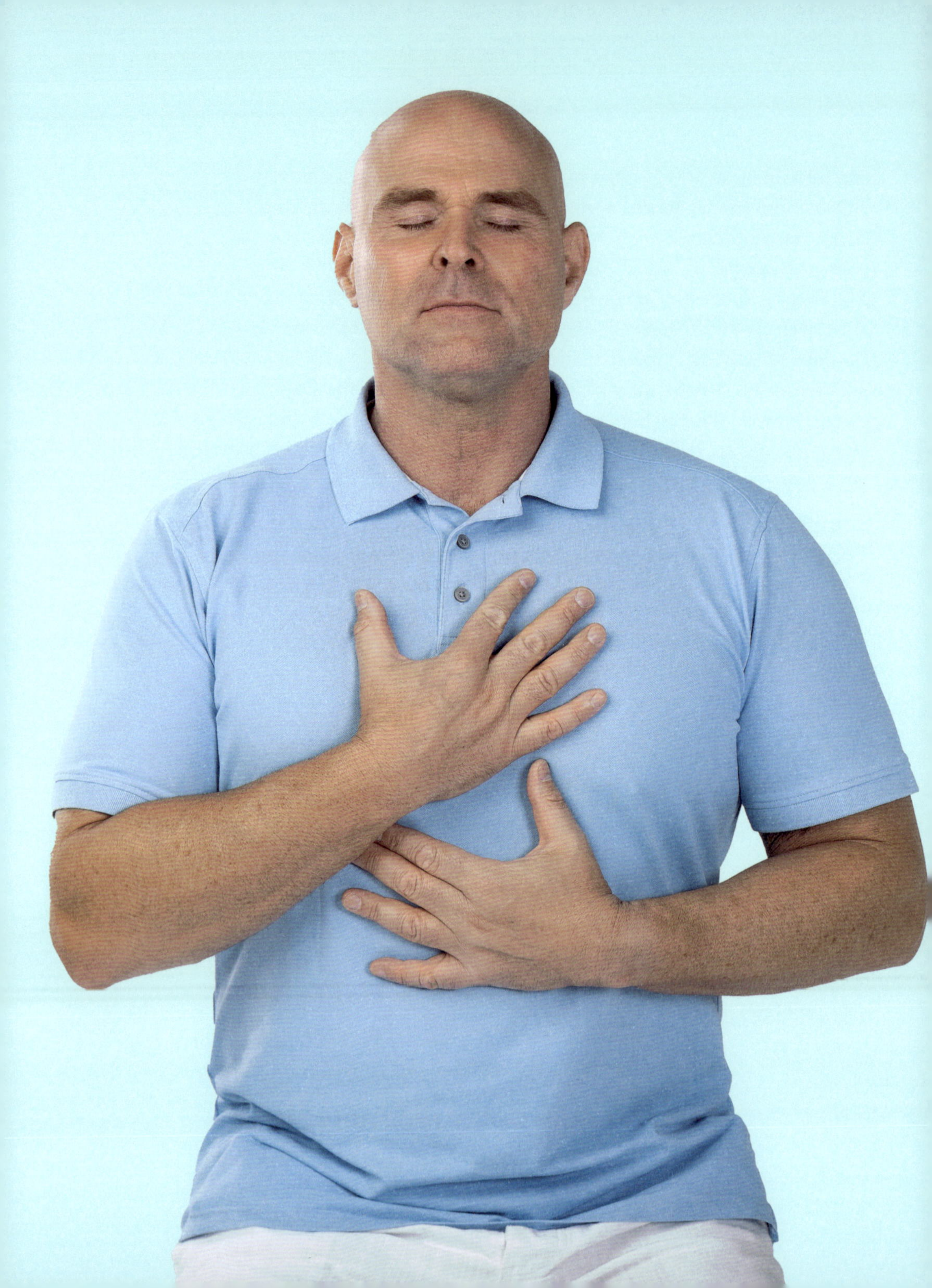

DEIN 4-WOCHEN-BODY-MIND-TRAINING

Genug der Theorie, jetzt werden wir aktiv! Auf den folgenden Seiten findest du eine detaillierte Anleitung für dein vierwöchiges Atemprogramm. Du erfährst, was du in nur wenigen Minuten tun kannst, damit du täglich zufriedener, fitter und leistungsfähiger wirst, und lernst neben den Atemübungen ergänzende Body-Mind-Übungen kennen, die das Programm abrunden. Kombiniert mit dem Zugang zu meinem Online-Coaching für dich kann ab jetzt nichts mehr schiefgehen!

Willkommen zu deinem Training!

Ich habe die besten 11 Atemübungen für dich ausgewählt, die dir nicht nur mehr Luft, weniger Stress und mehr rote Blutkörperchen bringen, sondern dir auch ein besonderes Gefühl der Wahrnehmung bringen.

Die Ziele der Atemübungen

Mach dir kurz bewusst, was du mit den Atemübungen erreichen willst:

- Das Zwerchfell dehnen, aufbauen und erhalten, lockern und geschmeidig machen.
- Den Brustkorb weiten und für mehr Lungenvolumen sorgen.
- Die Durchblutung verbessern und deine Gefäße trainieren.
- Eine bessere Zellversorgung mit Sauerstoff erreichen und gewährleisten.
- Blutzellen bilden, erneuern und optimieren.
- Die Verbrennung von Körperfett ankurbeln und den Fettstoffwechsel optimieren.
- Mit mehr Sauerstoff im Blut etwaige Entzündungsrisiken senken.
- Das Immunsystem verbessern und stärken.
- Das Herz trainieren und leistungsfähiger machen.
- Das Herz entspannen und ökonomischer arbeiten lassen.
- Die Makro- und Mikrozirkulation verbessern und auf Zellebene optimieren.
- Den Blutdruck ins Optimum bringen.
- Die Rückengesundheit durch eine aufrechtere Haltung fördern.
- Verspannungen beseitigen und die Durchblutung verbessern.
- Positive Hormone produzieren.
- Den Alterungsprozess verlangsamen.

Man kann die Effekte mehr oder weniger so zusammenfassen: Viel Sauerstoff im Körper mit dünnem Blut und hohem Nährstoffanteil sorgt dafür, dass das Herz entspannter schlagen kann. Es muss nicht so oft schlagen, da die Menge der Sauerstoffmoleküle in einem trainierten Körper höher ist. Deshalb werden alle Zellen und Muskeln mit nährstoffreichem Blut, viel Sauerstoff und somit viel Energie beliefert, ohne dass das Herz Überstunden machen muss. Die hohe Menge an roten Blutkörperchen mit hohem Hämoglobinanteil sorgt für eine perfekte Durchblutung. Das dünne und fließfähige Blut sorgt dafür, dass der Körper gut „gespült" und genährt wird.

Die Zellaktivierung, die durch die optimale Blutversorgung und den hohen Sauerstoffgehalt im Blut entsteht, ist elementar wichtig für den Gesundheitsprozess im Körper. Sauerstoff ist einer der besten Reinigungsstoffe des Körpers. Durch eine optimale Atmung reinigen wir den Körper von vielen Schadstoffen und versorgen gleichzeitig alle Zellen mit dem notwendigen „Lebenselixier" Sauerstoff.

Der ideale Übungsablauf für die Atemübungen

Erfolgreiches Atemtraining hängt von verschiedenen Faktoren ab. Die theoretischen Grundlagen von Sauerstoffaufnahme, -transport, -versorgung und der Funktion des Atmens hast du im Theorieteil kennengelernt. Für die Praxis ist es jetzt wichtig, dass du, wenn du es wirklich ernst meinst, für Ruhe und Konzentration sorgst. Du kannst das Atemtraining auch mal zwischendurch machen, aber effektiver und zielführender ist es, wenn du dich dafür konzentrierst und Zeit nimmst. Folgende Punkte sind für alle Übungen gleich wichtig:

1. Nimm dir bewusst Zeit.
2. Plane dein Training am besten immer zur gleichen Zeit morgens und abends.
3. Schalte dein Handy aus und sorge dafür, dass du in den nächsten Minuten ungestört bist.

4. Je nach Übung setze oder lege dich bequem hin.
5. Trage idealerweise bequeme Kleidung oder öffne gegebenenfalls den Gürtel.
6. Versuche in einen entspannten Geisteszustand zu kommen und lass die Dinge los, die dich beschäftigen.
7. Genieße die Übungen und ihre Wirkung.
8. Nimm dir anschließend einen Moment der Ruhe für das Nachspüren.

Wichtig: Vor und nach dem Training ausreichend trinken! Versuche in der Stunde, bevor du dich bewegst oder mit mir atmest, ca. einen halben bis einen Liter Wasser mit einer Prise Salz. Das ist superwichtig, denn zum einen stabilisiert es den Kreislauf, zum anderen wird das Blut dünner und kann mehr und schneller Sauerstoff transportieren.

Übrigens: Jede Übung ist für jeden geeignet. Es gibt keine Kontraindikationen, die die Durchführung einschränken. Mein Tipp ist allerdings: Fang wirklich langsam an und höre auf das eigene Gefühl. Wenn ich zum Beispiel sage, wir machen jetzt 30 Atemzüge und du merkst, es reichen dir am Anfang 10, dann machst du bitte nur 10. Steigere dich langsam. Denn generell gilt für alle Übungen: Immer nur das machen, was geht! Wenn etwas nicht geht, sich etwas komisch anfühlt oder dir schwindlig wird, dann brich die Übung bitte ab!

Das Programm ist für Männer und Frauen gleich. Es ist für jeden Altersabschnitt geeignet und kann auch bei körperlichen Einschränkungen durchgeführt werden. Ich habe es so konzipiert, dass es sich von Tag zu Tag in der Intensität steigert. Du wirst sehen, du kommst mit der Zeit immer schneller rein und immer schneller mit und wirst überrascht sein, wie sich dein Befinden in vier Wochen ändert. Es geht mir darum, dass du es in vier Wochen schaffst, ein neues Verhaltensmuster zu programmieren, in dem das richtige Atmen dauerhaft zu deinem Leben gehört. Du solltest spüren, wie sich dein Körper verändert und wie gut dir diese neuen Impulse tun. Du solltest spüren, dass du dich nach den Übungen gut, entspannt und gleichzeitig energieladen fühlst, je nachdem, welche Übung du machst.

Erfolge der Atemübungen sichtbar machen

Wie lange du die Luft anhalten kannst, sagt viel über die Funktion deiner Atmung aus. Ist die Zeitspanne kurz, kann eine Fehlfunktion eines oder mehrerer Systeme vorliegen. Mit diesen Tests kannst du sehen, wie sich die Funktion deiner Lunge über das Training verbessert hat. Getestet werden drei Dinge:

- die Zeit nach einer normalen Ausatmung (Restvolumen)
- die Zeit nach einer maximalen Einatmung (totale Lungenkapazität)
- der Ruhepuls

Nimm dir eine Uhr, bei der du die Sekundenzeiger siehst oder die Stoppuhrfunktion deines Handys. Setze dich entspannt hin und mache zunächst die Tests 1 und 2. Notiere dir die Sekunden/Minuten. Wiederhole das jede Woche zur gleichen Zeit! Damit hast du ein objektives Messergebnis, um den Erfolg der Übungen zu dokumentieren.

Test 1

Zunächst geht es um das **Restvolumen** in der Lunge nach einer normalen Ausatmung, also die Reserve der Lunge. Um sie zu testen, atmest du ohne vorherige Anstrengung (und ohne zu hyperventilieren) einmal tief ein, atmest wieder aus, hältst dir am Ende der Ausatmung die Nase zu und stoppst die Zeit bis du wieder einatmen musst. Es gibt keine verbindliche Normwerttabelle, du kannst dich aber an diesen Richtwerten orientieren:

< 25 Sekunden = unter dem Durchschnitt
26–35 Sekunden = im Durchschnitt
> 35 Sekunden = gut

Anfang Woche 1: ______________ Ende Woche 1: ______________
Anfang Woche 2: ______________ Ende Woche 2: ______________
Anfang Woche 3: ______________ Ende Woche 3: ______________
Anfang Woche 4: ______________ Ende Woche 4: ______________

Test 2

Um die **totale Lungenkapazität** zu prüfen, atmest du einmal komplett aus, maximal wieder ein und hältst dann die Luft an, solange du kannst. Stoppe die Zeit nach der maximalen Einatmung bis zur Ausatmung.
< 35 Sekunden = unter dem Durchschnitt
36–60 Sekunden = Durchschnitt
> 60 Sekunden = gut

Anfang Woche 1: ______________ Ende Woche 1: ______________
Anfang Woche 2: ______________ Ende Woche 2: ______________
Anfang Woche 3: ______________ Ende Woche 3: ______________
Anfang Woche 4: ______________ Ende Woche 4: ______________

Test 3

Der dritte Test geht nur im Bett. Und zwar morgens, wenn du die Augen aufmachst, bevor du dich wirklich bewegst. Man misst den **Ruhepuls** morgens im Bett, vor dem Aufstehen und vor dem Bewegen. Die Pulsuhren, die man am Handgelenk trägt, eignen sich dafür hervorragend.

Der normale Ruhepuls von Erwachsenen liegt bei ca. 60 bis 80 Schlägen in der Minute. Er kann je nach Wetter und Tageszeit auch niedriger oder höher sein. Wenn du jedoch deine Lunge trainierst, wird dein Ruhepuls sinken, denn dein Herz kann mit einem Schlag mehr Blut ins System pumpen. Du wirst sehen, dass nach 4 Wochen Training dein Ruhepuls nach unten gegangen ist. Du weißt ja, was das für einen Effekt auf Körper, Geist, dein Wohlbefinden sowie deine Leistungsfähigkeit hat.

Woche 1: ____________________
Woche 2: ____________________
Woche 3: ____________________
Woche 4: ____________________

Das begleitende Body-Mind-Programm

Belgeitet werden die Atemübungen von meinem ganzheitlichen Body-Mind-Programm, denn du weißt inzwischen ja: Ganzheitliche Gesundheit bringt immer Bewegung und Geist zusammen. Ich hoffe, es ist sehr deutlich geworden, dass es unablässig ist, eine Balance zwischen Körper und Geist zu schaffen und auch an der mentalen Fitness und mentalen Stärke zu arbeiten.

> Die Atemübungen werden kombiniert mit meinem Body-Mind-Programm, denn ganzheitliche Gesundheit setzt eine Balance zwischen Körper und Geist voraus.

Body-Übungen

Um alle positiven Effekte für die Atmung nutzen zu können, solltest du die Atemübungen mit einer Body-Übung, also einem kurzen Bewegungs- bzw. Muskeltraining kombinieren. Du bekommst daher für jeden Tag eine Übung, die deinen Kreislauf in Schwung bringt, das Muskelwachstum anregt und die Stoffwechselprozesse in Gang bringt.

Wir trainieren jeden Tag in der Woche ein anderes Körperteil. Damit mobilisierst du in einer Woche Schritt für Schritt deinen gesamten Körper.

Mind-Übungen

Damit wir nicht nur auf der rein körperlichen Ebene bleiben, folgt mit einer von mir gezielt ausgewählten Mind-Übung, die du über sieben Tage hinweg in aller Ruhe einübst, eine Aufgabe für den

Geist. Regeneration ist ein Hauptpfeiler der Gesundheit und wird viel zu oft vernachlässigt. Ruhe und Zeit für unseren Körper und Geist sind jedoch wichtig, denn nur so kann sich der Körper Raum für Reparaturprozesse schaffen. Wichtig ist, dass man im Vorfeld weiß, worauf es beim Mentaltraining ankommt. Wir müssen uns bewusst einen Moment Ruhe verschaffen und uns mental auf eine kleine Auszeit einstellen.

> Die Mind-Übungen erzeugen positive Energie in dir. Ein positives Mindset ist ein wichtiger Faktor für deine Gesundheit.

Insgesamt dreht es sich bei den Mind-Übungen darum, eine positive Chemie in uns zu erzeugen, um dem Körper die Möglichkeit zu geben, gesund zu werden und vor allem zu bleiben. Ohne positive Gedanken ist es nicht möglich, zur Ruhe zu kommen, Energie zu tanken und Leistung zu erbringen. Gesundheit ist ein Zusammenspiel vieler Faktoren, und einer der wichtigsten ist ein positives Mindset!

Dein Online-Trainingsprogramm

Mit diesem Buch hast du ein kostenloses Online-Coaching mit mir erworben. Ich trainiere und „atme" tatsächlich mit dir, auch gern täglich. Wenn du das in Anspruch nehmen möchtest, dann hast du zwei Möglichkeiten, die du beide kostenlos nutzen kannst.

1. Du kannst dich kostenlos auf dem Online-Portal der Seite www.give-me-five.tv anmelden, und das Programm leitet dich mit mir durch dein Video-Training. Wähle hier den Zugang über das Buch.
2. Oder du installierst die kostenlose App aus dem App-Store und lässt dich von mir durch die App trainieren.
   Ich kann dir beides empfehlen, es geht auch beides gleichzeitig.

In den App-Stores findest du die App am einfachsten, wenn du „Manuel Eckardt" eingibst. Dann erscheinen alle kostenlosen Apps von mir.

Ein weiterer Vorteil dieses Buches bzw. dieses Programms ist, dass ich dir dauerhaft und ständig als Betreuer, Berater und Coach zur Verfügung stehe. Du kannst mich jederzeit anschreiben und auch zu bestimmten Zeiten live mit mir chatten. Deine Fragen nehme ich immer ernst und antworte persönlich. Wenn du eine E-Mail mit meinem Absender erhältst, dann habe ich sie selbst geschrieben.

Wenn du ein bestimmtes Ziel verfolgst, wie zum Beispiel Stressabbau oder mehr Power, dann kannst du den entsprechenden Plan online aktivieren und bleibst für einen gewissen Zeitraum bei einer Übungsvariante mit täglich wechselnden Videos und Erklärungen und Hintergründen. Obwohl du dann jeden Tag die gleiche Übung absolvierst, erhältst du dadurch jeden Tag einen Mehrwert. Mein Rat: Probiere dich einfach mal durch.

Du hast mit dem Zugang zum Portal die Möglichkeit, alles andere mitzunutzen, also an Seminaren teilzunehmen oder einen Yoga- oder Rückengymnastikkurs zu machen. Der Zugang, den du mit dem Kauf dieses Buches erworben hast, ermöglicht dir eine riesige Auswahl an allem, was du für deine Gesundheit brauchst.

Du hast acht Wochen kostenlos die Chance, alles für dich auszuprobieren und zu schauen, auf was du neben den Atemübungen alles noch Lust hast, wenn du den Code aktivierst.

Vergiss bitte nicht: Wir wollen neue Gewohnheiten schaffen! Also drücke im Online-Coaching auf Start, und dann sehen wir uns vier Wochen lang jeden Tag und am besten immer zu gleichen Zeit, damit sich ein Ritual einschleift und du neue Gewohnheiten etablierst!

Unser Gehirn braucht vier Wochen, bis es eine neue Gewohnheit aufgenommen hat. Das bedeutet, du solltest versuchen, die gezeigten Übungen mindestens vier Wochen täglich zu machen, damit du ein neues Verhaltensmuster aktivierst. Du brauchst nur ein paar Minuten, die bald zur Routine werden und Spaß machen. Also, los geht's!

DEINE 11 ATEMÜBUNGEN

1. „Energiepumpe“

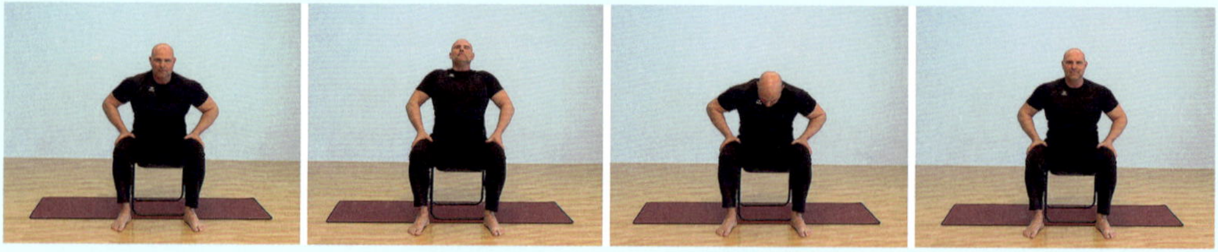

Ich stelle dir die schwerste Atemübung gleich am Anfang vor, dann wird es später leichter. Diese Übung wird dich zu Beginn etwas fordern, auch wenn es „nur“ um 3 x 30 Atemzüge geht. Meine Empfehlung ist: Mach sie in Schritten. Nur wenn du dich richtig gut fühlst und das Gefühl hast, du bist fit und es tut dir gut, solltest du die Übung in vollem Umfang machen. Hab Geduld, denn du wirst der Übung im Verlauf der 4 Wochen immer wieder begegnen und Gelegenheit haben, sie stetig zu verbessern.

Ziel der Übung

Das Ziel dieser Übung ist, dass du den Körper komplett mit Sauerstoff flutest. Du möchtest alle Zellen optimal mit Sauerstoff versorgt wissen und willst dein Zwerchfell nutzen und aktivieren. Die Blutzellenbildung soll angeregt werden, ebenso der Vagusnerv und damit der Parasympathikus. Dadurch erreichst du eine bessere Stressresilienz und kannst dich schnell und gezielt zur Ruhe bringen.

Bei der „Energiepumpe“ benutzt du den Körper wie eine Luftpumpe und pumpst richtig viel Sauerstoff in dich hinein. Du aktivierst einfach alles. Dazu nutzen wir eine ungewöhnliche Mund-

Mund-Atmung. Im Video wirst du sehen und hören, dass das Atmen ein sehr aktiver Prozess ist. Ich mache es extra laut, damit aus einem unbewussten Prozess ein bewusster Prozess wird und du dadurch alle Sinne aktivierst.

Wie du bereits weißt, geht es beim Atmen immer um die Aktivierung des Zwerchfells, unsere Atemhilfsmuskulatur. Durch das sehr intensive und bewusste Atmen aktivieren wir das Zwerchfell extrem. Das ist auch gut so, denn dort muss die Bewegung rein. Dort muss die Durchblutung hin, damit du dort beweglicher und entspannter wirst.

Mit der Bauchatmung, der natürlichsten Form des Atmens, aktivierst du das Nervensystem und bringst insbesondere in den Vagusnerv Ruhe, um zu mehr Entspannung zu kommen. Das kannst du in dieser Übung extrem gut spüren, denn danach bist du schön ruhig und entspannt. Dein Puls wird sich beruhigen und du kommst gut runter. Mach diese Übung daher nur, wenn du danach etwas „chillen“ kannst, dann hast du den besten Effekt.

Durchführung der Übung

Bevor du mit 30-30-30 Atemzügen startest, machst du einen Durchgang nur mit 10-10-10, also nur 10 tiefe, aktive Atemzüge. Wenn dir das problemlos gelingt und es dir gut geht, dann erhöhst du beim nächsten Mal auf 15-15-15 und immer so weiter über 20-20-20 und 25-25-25, bis du auf 30-30-30 kommst.

Meine Empfehlung: Bleib ruhig eine Woche bei 10-10-10, wenn es dir guttut, oder eine Woche auf 15-15-15 oder höher. Wichtig ist es, langsam zu starten und langsam höher zu gehen. Steigere das Pensum von Woche zu Woche und spüre den Veränderungen nach.

So funktioniert die Energiepumpe:

- Setze dich entspannt hin.
- Stelle die Beine locker etwas mehr als hüftbreit auf.
- Stütze deine Hände und somit den Oberkörper auf den Beinen ab.

- Atme tief durch den Mund gut hörbar ein und aus.
- Nutze dazu eine Art „Pumpbewegung“ des Oberkörpers.
- Presse dich beim Ausatmen nach vorne zusammen und öffne dich beim Einatmen nach oben und mach dich groß.
- Atme 30 tiefe Atemzüge. Halte dann die Luft so lange an, wie du kannst.
- 2. Runde: Atme wieder 30 Atemzüge tief in den Bauch hörbar ein und aus. Halte dann wieder die Luft an, bis du einen Atemreflex verspürst.
- 3. Runde: Atme wieder 30 Atemzüge tief in den Bauch, immer noch gefolgt von der pumpenden Körperbewegung. Nach dem letzten der 30 Atemzüge halte nun die Luft maximal lange an, bis du nicht mehr kannst.
- Atme dann ganz langsam durch den Mund aus.
- Bleib entspannt sitzen und genieße die Ruhe, die eintritt.

Was bringt die Übung?

Der Puls reduziert sich. Ruhe und ein angenehmes Kribbeln ziehen durch den Körper. Du wirst entspannt.

Du steigerst die Anzahl deiner roten Blutkörperchen, wenn du die richtigen Nährstoffe lieferst und die Aktivierung durchziehst. Was die Zahl der roten Blutkörperchen ansteigen lässt, ist das Luftanhalten. Wie du weißt, entsteht bei Sauerstoffarmut, dünner Luft und großen Höhen ein Reiz im Körper, vermehrt rote Blutkörperchen zu bilden. Deshalb, auch wenn es nicht so angenehm ist, halte die Luft an, solange du kannst. Du aktivierst damit die Blutzellenbildung! Das ist es, was uns guttut und fit macht.

Kleiner Tipp: Die 30-30-30-Atmung ist wie eine kleine Meditation. Du kannst nämlich an gar nichts anderes während der Übung denken. Du bist mal ganz „gedankenlos“, und das ist in der heutigen Zeit unbezahlbar. Schalte ab, genieße diese gedankliche Stille und nutze die Zeit zum völligen Loslassen.

2. Zwerchfellatmung

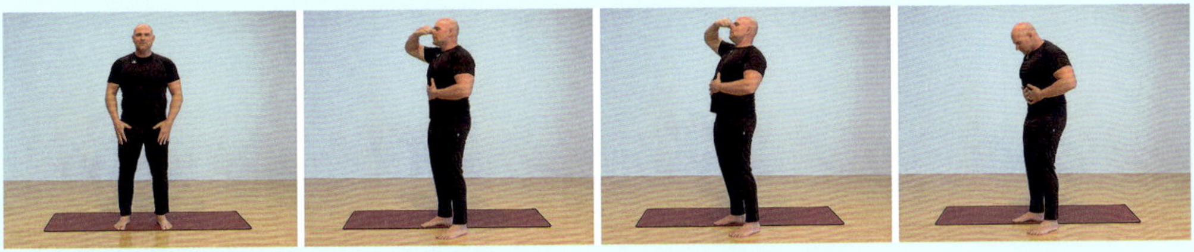

Ziel der Übung

Die Rolle des Zwerchfells in unserer Atmung ist dir inzwischen gut bekannt. Wie bereits geschildert, ist es bei vielen Menschen verkürzt, verklebt, verengt und mehr oder weniger verkümmert. Das wirst du bei dieser Übung spüren und gleichzeitig beheben.

In dieser Übung übst du die Nasenatmung. Du weißt ja bereits, dass die Nasenatmung unsere natürliche Atmung darstellt, wir diese aber über unser Verhalten, unsere Bewegung, unseren Stress, unsere Ängste oft verlieren. Besonders in der Nacht, was dann zu unangenehmem Schnarchen führt. Das Ziel dieser Übung ist, dass du dich voll und ganz auf die Nasenatmung konzentrierst und dein Zwerchfell trainierst und wieder aufbaust.

Dabei nutzt du deine Finger, mit denen du dir beide Nasenflügel so zuhältst, dass nur noch ca. 80 Prozent Luft durchströmen kann und es dir schwerfällt, durch die Nase zu atmen. Du musst dich nun sehr anstrengen, um einzuatmen, und das Zwerchfell muss richtig arbeiten. Es muss sich viel mehr zusammenziehen als bei normaler Atmung. Diese gezwungene Aktivierung der Muskeln sorgt für eine verstärkte Durchblutung des Gewebes und eine bessere Nährstoffversorgung des Zwerchfells. Am Ende der Übung ist das Zwerchfell gut durchblutet, gut bewegt, leicht, locker und entspannt und du kannst tief und ruhig durchatmen – ein herrliches Gefühl!

Diese Übung ist besonders bei Reflux und Sodbrennen geeignet, denn sie lockert und entspannt das Zwerchfell und nimmt somit den Druck vom Magen. Diese Übung kann dein persönlicher Gamechanger werden, wenn du sie regelmäßig, also täglich durchführst.

Durchführung der Übung

- Stell dich aufrecht hin, die Arme hängen locker, die Füße sind schulterbreit auseinander.
- Nimm zwei Finger einer Hand und halte dir die Nase zu. Aber nur so weit, dass du noch etwas Luft einziehen kannst. Verschließe die Nase zu ca. 75 bis 80 Prozent.
- Zieh den Atem tief durch die verengte Nase in den Bauch. Strecke den Bauch dabei raus.
- Halte nach jedem Atemzug den Atem für 3 Sekunden an.
- Atme dann wieder langsam durch die vollständig geöffnete Nase aus.
- Wiederhole diesen Vorgang mindestens 9 x: 9 tiefe, verengte Atemzüge mit fast geschlossener Nase in den Bauch und 3 Sekunden Atempause vor dem Ausatmen.
- Nach dem 10. Einatmen halte die Luft so lange an, wie du kannst, und atme anschließend langsam und sanft aus.
- Spüre nach.

Was bringt die Übung?

Nach der Übung stellt sich eine herrliche Ruhe ein. Das Herz wird ruhig, die Atmung völlig entspannt. Alles kribbelt. Mit geschlossenen Augen empfindest du eine herrliche innere Ruhe und Entspannung. Der Druck im Bauchraum sollte nachgelassen haben und eine befreite Atmung möglich sein.

3. Qi-Gong-Atmung „Der Adler“

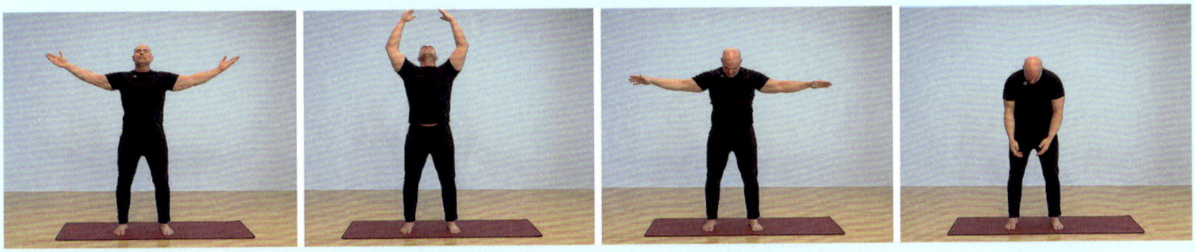

In Ländern wie Indien, Japan und Korea gibt es seit vielen Jahrhunderten eine Tradition von Atemübungen, da man dort schon sehr lange weiß, dass bewusster Atem tiefe Auswirkungen auf Körper und Geist hat. Gerade im Yoga, im Tai-Chi und auch im chinesischen Qigong kombiniert man zur Bewegung spezielle Atemtechniken, um Körper und Geist intensiv in Einklang zu bringen. Aus diesem Grund nutzen wir nun eine bekannte Atemtechnik aus dem asiatischen Raum, die nicht umsonst „der Adler“ heißt: Die Armhaltung beim Einatmen erinnert an den majestätischen Vogel.

Ziel der Übung

Du weißt aus dem Theorieteil, dass durch unsere moderne Lebensweise die Faszien der Atemmuskulatur verkleben und verkürzen können. Daher gilt es, diese Muskelschichten wieder frei und beweglich zu machen, Verklebungen zu beseitigen und zu lösen und das Gewebe besser zu durchbluten. Um dem Rundrücken und einer „Affenhaltung“ entgegenzuwirken, der sich im Alltag und am Schreibtisch leider oft einstellt, übst du mit dieser Übung das Aufziehen des Körpers, das Langmachen und das Dehnen der Atemmuskulatur. Wir ziehen uns richtig in die Länge und befreien so den Körper von lästigen Verkürzungen.

Durchführung der Übung

- Stell dich in einen breiten, entspannten Stand. Die Knie sind leicht gebeugt, die Arme hängen seitlich herab, der Kopf ist ganz locker.
- Atme tief durch die Nase in den Bauch und strecke dabei den Bauch intensiv raus.
- Zeitgleich hebst du bei jedem Atemzug langsam die Arme seitlich über den Kopf und streckst dich in die Höhe.
- Beim Ausatmen senkst du die Arme auf dem gleichen Weg nach unten bis in die Ausgangsposition.
- Atme 15–20x tief ein und aus, kombiniert mit der Armbewegung.
- Wenn du fertig bist, schließe die Augen, stehst und genießt die Stille und die Entspannung.

Was bringt die Übung?

Der Adler ist eine herrliche Entspannungsübung, die nicht nur die Atemmuskulatur, sondern auch Schultern und Rücken bzw. den gesamten Oberkörper aktiviert, dehnt und lockert. Du bist anschließend ruhig und entspannt, ein angenehmes Kribbeln zieht sich durch den Körper.

Das Volumen deiner Atemzüge wird durch die Übung nach und nach größer werden. Das spürst du bereits während der Übung, da du von Mal zu Mal tiefer ein- und ausatmen kannst.

4. „Navy Seal"-Atmung

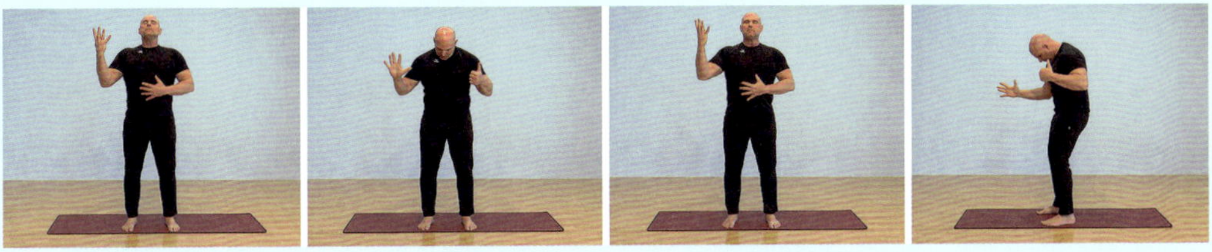

Diese Atmung üben die Navy Seals, eine Spezialeinheit der US-amerikanischen Streitkräfte, die sich unter anderem durch Gelassenheit, Nervenstärke, Belastbarkeit und Leistungsfähigkeit auszeichnet. Ich kann dir nicht versprechen, dass du so stark wie ein Seal wirst, aber diese Übung macht definitiv etwas mit dir und wird dir sehr viel bringen.

4-6-4-6 – die Zahlen stehen für die Sekunden des Einatmens, des Luftanhaltens und des Ausatmens und wieder des Luftanhaltens, also 4 Sekunden ein, 6 Sekunden anhalten, 4 Sekunden aus und wieder 6 Sekunden anhalten. Das Ganze geht ein paar Minuten, von 10 bis maximal 30 Zyklen. Hier gilt wieder, am Anfang langsam mit einer kleinen Anzahl anfangen und dich dann von Tag zu Tag oder Woche zu Woche steigern. Wenn du geübt bist, kannst du später 20 oder 30 Durchgänge machen.

Man findet diese Übung auch unter dem Begriff Box-Atmung: Stell dir eine Box vor, die 4 x 6 cm lange Seiten hat. Gedanklich gehst du beim Einatmen die 4 cm lange Seite entlang und hältst über die 6 cm lange Seite die Luft an. Diese Gedankenbrücke lenkt den mentalen Fokus auf die Atmung.

Ziel der Übung

Auch hier trainierst du mit Sauerstoffentzug für die Bildung von roten Blutkörperchen. Durch die Rhythmisierung wird auch die Konzentrationsfähigkeit trainiert. Du lernst dich zu fokussieren und deine Atmung und somit deinen Puls zu kontrollieren.

Durchführung der Übung

Diese Übung kannst du im Liegen, im Stehen oder im Sitzen machen. Ich bevorzuge Stehen.

- Stell dich bequem und die Beine hüftbreit auseinander hin, die Knie sind locker, die Arme hängen entspannt herab.
- Atme 4 Sekunden durch die Nase ein.
- Halte 6 Sekunden den Atem an.
- Atme 4 Sekunden durch Nase oder Mund aus.
- Halte die Atmung erneut 6 Sekunden an.
- Wiederhole diesen Zyklus 10 x.

Was bringt die Übung?

Diese Übung wird dich langfristig fit machen, denn damit trainierst du deinen Sauerstofftransport. Sie schult darüber hinaus deine Konzentrationsfähigkeit und wird dir helfen, dich länger und besser auf Dinge zu konzentrieren. Es entsteht auch bei dieser Übung eine herrliche innere Ruhe. Nicht nur dein Puls wird sich beruhigen, auch deine Gedanken. Diese Übung hat einen extrem meditativen Zustand zur Folge.

5. Schüttelatmung

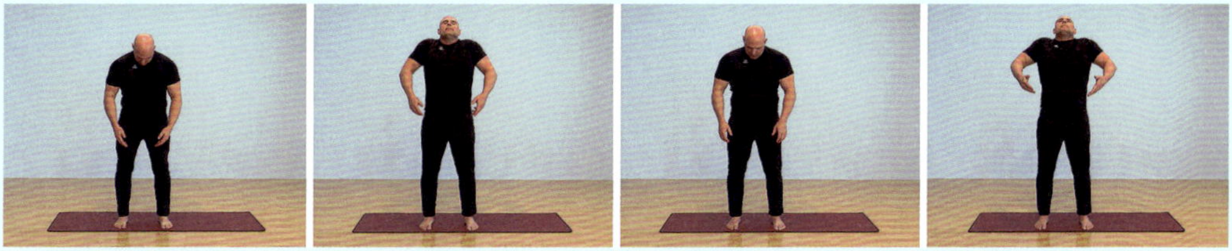

Wenn wir uns nicht ausreichend bewegen, werden die Muskeln nicht ausreichend gefordert und die Faszien verkleben. Eine tolle Möglichkeit, den Körper wieder in Schwung zu bringen, sowohl geistig als auch körperlich, und Verklebungen zu lösen, ist leichtes Hüpfen. Gepaart mit kleinen schüttelnden Bewegungen sorgt es dafür, dass sich alles löst und lockert. Nimmst du noch eine gezielte Atmung hinzu, bringst du ins Spiel, worum es uns hauptsächlich geht, nämlich den Sauerstoff. Schüttle alles von dir, was dich belastet und atme tief ein und aus. Körper und Geist werden es dir danken!

Ziel der Übung

Hier geht es darum, den Geist zu befreien, den Körper zu lösen und zu lockern und alle Gewebsschichten mit Sauerstoff zu fluten, um jede Zelle mit Sauerstoff anzureichern. Gelingt es dir, die Gedanken auf die Atmung und das Lockern zu fokussieren, wirst du eine herrlich gedankenfreie Zeit empfinden. Alles, was dich mental und körperlich belastet, kann durch diese Übung raus aus dem Körper.

Zusätzlich aktivierst du durch das leichte Schütteln dein Lymphsystem und regst die Entgiftungstätigkeit an. Wenn du diese Übung in deinen Tagesablauf integrierst, wirst du nicht nur körperliche, sondern auch mentale Veränderungen feststellen. Leichtes Schütteln wirkt auch auf die Nebennieren, die Dopamin ausschütten, was uns in Form von Endorphinen glücklich macht – ein netter Nebeneffekt.

Durchführung der Übung

- Stell dich locker hüftbreit auf.
- Geh leicht in die Knie.
- Schüttle dich leicht aus, ziehe dabei die Schultern zu den Ohren.
- Das Nach-oben-Ziehen der Schultern wird von einem tiefen Atemzug begleitet, das Fallenlassen der Schultern mit dem Ausatmen kombiniert.
- Atme damit 10- bis 20 x intensiv ein und aus.
- Schüttle dich zum Schluss vollständig aus.

Was bringt die Übung?

Wieder wird dich ein sehr intensives Kribbeln durchfluten. Du wirst Energie spüren und dich wohlfühlen. Du wirst innerlich und vielleicht auch äußerlich strahlen. Wenn du diese Übung täglich machst, verbessert sie dauerhaft deine Laune und deinen Gemütszustand.

6. Mentale Entspannungsatmung

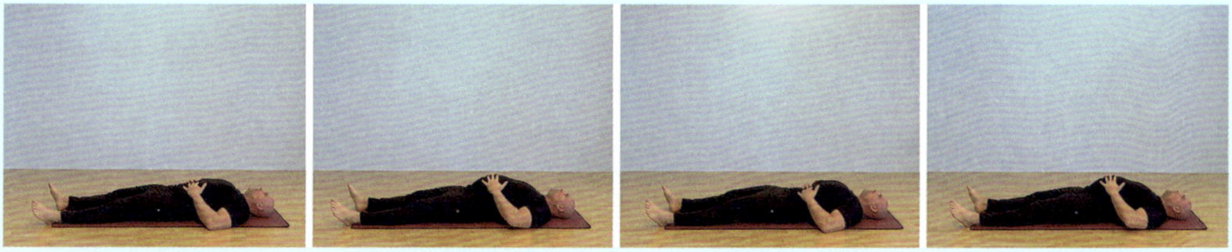

Runterkommen, entspannen, bewusst Zeit für sich nehmen: Das steht bei dieser Übung auf dem Programm. Jetzt heißt es, Bewusstsein zu schaffen für den eigenen Körper und den momentanen körperlichen Zustand und bewusst runterzufahren und abzuschalten.

Ziel der Übung

Diese Übung dient dem Stressabbau und der Lösung von Verspannungen. Mit dieser Übung schaffst du es, vollständig loszulassen und fast schon in einen meditativen Zustand zu kommen. Du darfst dabei ruhig einschlafen. Diese Übung empfehle ich dir tatsächlich direkt vor dem Schlafen. Diese Übung kannst du hervorragend im Bett machen, um damit abzuschalten und einzuschlafen.

In den Videos zu dieser Übung kombiniere ich noch Ansätze aus dem Mentaltraining und des NLP. Das bedeutet, während du atmest, ruhig und tief atmest, sagst du dir im Geist positive Affirmationen vor und bringst dich so in einen sehr entspannten, meditativen Zustand. Ich bin mir sicher, dass du diese Übung kaum länger als 10 Minuten machen musst, damit sie ihr Ziel erreicht, da sie sehr beruhigend und einschläfernd wirkt.

Durchführung der Übung

- Leg dich hin, am besten gleich ins Bett. Mach dich bereits „bettfertig“, damit du direkt liegen bleiben kannst.
- Schaffe eine angenehme, dunkle Atmosphäre.

- Strecke dich komplett auf dem Rücken aus. Der Oberkörper darf leicht erhöht sein.
- Fang an, tief und ruhig durch die Nase ein- und durch den Mund auszuatmen.
- Aktiviere die Bauchatmung: Strecke den Bauch beim Einatmen nach außen und ziehe ihn beim Ausatmen nach innen.
- Versuche diese Atmung für 10 Minuten beizubehalten und lass deine Gedanken nur auf der Atmung. Verfolge das Ein- und das Ausatmen.
- Atme, bis du völlig entspannt bist.

Was bringt die Übung?

Wenn du diese Übung regelmäßig vor dem Einschlafen machst, solltest du ruhig und sanft und vor allem ohne Störungen durchschlafen können. Eine herrliche Entspannung erwartet dich, völlige Ruhe und tiefe, innere Zufriedenheit.

Das ist eine der schönsten und einfachsten Übungen, die ich dir zeigen kann. Es sind quasi die wichtigsten 5 Minuten am Tag! Versuche, in diesen 5 Minuten vor dem Einschlafen so viel Positives und Nettes zu denken, wie du nur kannst. Versuche mit tollen, freudigen Gedanken einzuschlafen. Deine Nächte werden sich wesentlich erholsamer gestalten!

7. Meditationsatmung

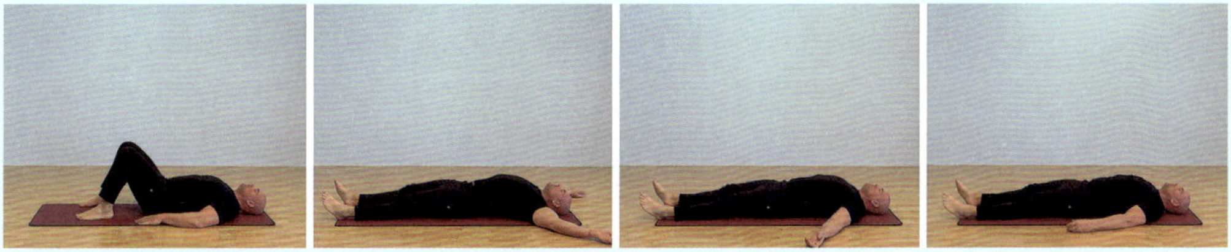

Beim Atmen wird immer der *ganze* Körper trainiert, also auch der Geist, den er beherbergt. Ganz von allein funktioniert das aber leider nicht, denn es ist für viele Menschen schwer, loszulassen und abzuschalten, selbst wenn sie körperliches Training durchführen. Daher bekommst du nun eine Atemübung aus dem autogenen Training, die die vorangegangene Atemübung erweitert. Sie hilft, deine Aufmerksamkeit von deinen Gedanken wegzulenken und befreit deinen Geist von den Dingen, die ihn beschäftigen. Das geschieht über das Atmen. Viele Menschen haben gerade vor dem Einschlafen Probleme, die Dinge loszulassen. Wenn deine Gedanken im Karussell kreisen, kommt diese Übung ins Spiel.

Ziel der Übung

Frei werden von allen Gedanken ist hier das Stichwort. Abschalten, loslassen, neue Energie tanken, tief und ruhig einschlafen und allen Stress hinter dir lassen.

Durchführung der Übung

- Leg dich hin, schaffe eine angenehme, dunkle Atmosphäre.
- Strecke dich komplett auf dem Rücken aus. Der Oberkörper darf leicht erhöht sein.
- Fang an, tief und ruhig durch die Nase ein- und durch den Mund auszuatmen.
- Aktiviere die Bauchatmung: Strecke den Bauch beim Einatmen nach außen und ziehe ihn beim Ausatmen nach innen.

- Konzentriere dich auf die Atmung.
- Lass jetzt die Atmung immer schwächer werden. Atme ganz sanft, so sanft, dass du es kaum noch wahrnimmst.
- Konzentriere dich darauf, immer sanfter und unauffälliger zu atmen.
- Du spürst fast keinen Luftzug mehr. Das Ziel ist, dass du den eigenen Atem nicht mehr spürst oder fühlst.
- Atme, bis du völlig entspannt bist.

Was bringt die Übung?

Wie die vorangegangene Übung hilft dir auch diese, ruhig und ohne Störungen durchzuschlafen. Du wirst eine völlige Tiefenentspannung erleben, kannst alles vergessen, was der Tag gebracht hat, lässt störende Gedanken los und wirst bereit für neue Energie und Konzentration.

8. „Druck raus“-Atmung

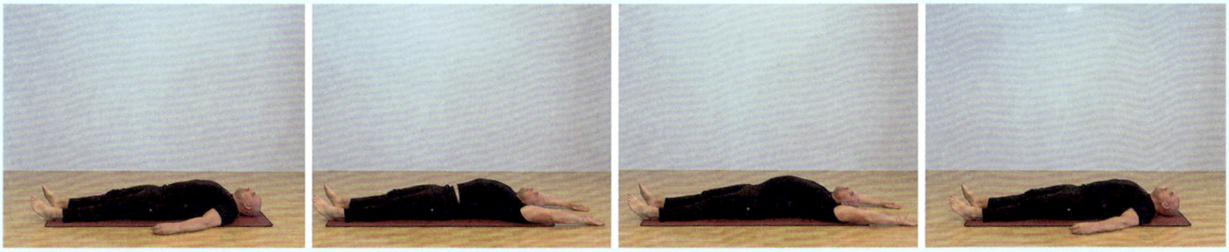

Wer kennt es nicht und will es nicht auch manchmal so richtig: Druck und Dampf ablassen, alles mal rausschreien und die ganze aufgestaute Energie rauslassen, einfach mal frei sein. Durch das fortwährende Für-uns-Behalten unserer Gedanken und Runterschlucken von Dingen staut sich eine Menge Energie in uns an. Diese Übung ist besonders für Menschen gedacht, die einen inneren Druck verspüren. Vielleicht kennst du das Gefühl, als ob einem ein Elefant auf der Brust sitzt und man nicht richtig einatmen kann, weil alles eng ist. Diese Übung wird deinen Brustkorb befreien und den Druck rausnehmen.

Ziel der Übung

Stressabbau vom Feinsten. Durch zu viel Stress wird unsere Atmung immer enger und kürzer. Das kannst du mit dieser Übung ändern. Du aktivierst den Vagus, der wiederum den Parasympathikus „anschubst“ und dich zur Ruhe finden lässt. Vorher befreist du dich von dem Elefanten, der dir auf der Brust sitzt, indem du den Brustkorb richtig aufmachst und groß machst und das Volumen erhöhst und damit auch das der Lunge.

Durchführung der Übung

Diese Übung kannst du im Stehen, im Liegen oder im Sitzen machen. Ich bevorzuge Liegen.

- Lege dich entspannt auf den Rücken und strecke die Beine lang aus.

- Atme einige Male bewusst ein und aus, bis du deinen Rhythmus findest.
- Spüre deine Verfassung.
- Atme durch die Nase in den Bauch, so tief wie du kannst.
- Zähle die Sekunden des Einatmens. Merke dir die Sekundenzahl (z. B. 6).
- Halte dann für 2–4 Sekunden den Atem an.
- Atme langsam durch den Mund aus, und zwar 2 Sekunden länger aus, als du eingeatmet hast (z. B. 8).
- Wiederhole den Zyklus mindestens 10 x.
- Bleibe danach liegen, entspanne dich und spüre nach.

Was bringt die Übung?

Der Druck im Brustkorb und Brustraum ist nun wesentlich besser, der gefühlte Elefant sollte verschwunden oder mindestens winzig geworden sein. Dein Brustkorb hat mehr Volumen, ebenso hat sich dein Atemvolumen vergrößert und verbessert: Das befreite Durchatmen sollte dir nun leichter fallen. Die Übung trainiert die Lungenkapazität. Du wirst also nicht nur ruhiger, sondern auch fitter werden.

9. Die 4-7-10-Atmung

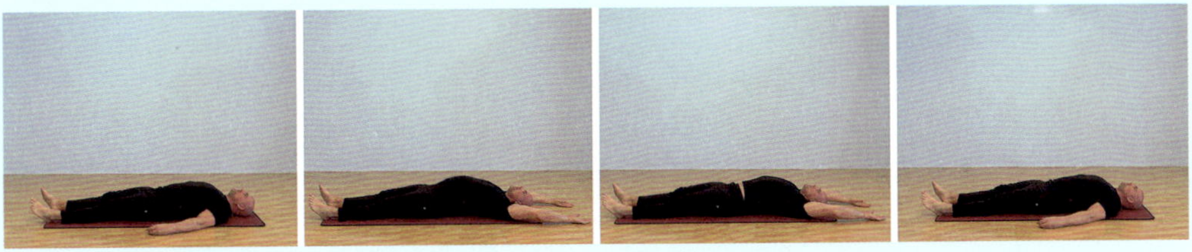

Kölnisch Wasser?, denkst jetzt vielleicht. Nein, das war 4711, und diese Atemübung hat gar nichts mit diesem Duftwasser zu tun. Die 4711 ist nur eine Eselsbrücke, denn eigentlich heißt die Übung 4-7-10. Hier geht es wieder um Zeiteinheiten.

Die Übung ist einfach in der Umsetzung: Atme 4 Sekunden ein und 7 Sekunden aus und das für 10 Minuten. Eine ähnliche Übung hast du bereits bei der „Navy-Seal"-Atemübung kennengelernt, diese hier ist aber etwas anstrengender und intensiver, als es auf den ersten Blick scheint. Für den Anfang reicht es, wenn du im Rhythmus 4-6-10 atmest, falls dir das leichter fällt.

Ziel der Übung

Du wirst dich fitter und erholter fühlen, denn diese Atemübung trainiert deine Atemmuskulatur und deine Lunge. Die Lunge wird entlastet, das Zwerchfell wird gut durchbewegt und somit auch eventuelle Verklebungen beseitigt.

Durchführung der Übung

Diese Übung kannst du im Stehen, im Liegen oder im Sitzen machen. Ich bevorzuge Liegen.

- Lege dich auf den Rücken. Der Oberkörper darf leicht erhöht sein.
- Versuche dich zu entspannen und ruhig zu werden.
- Atme gezielt durch die Nase in den Bauch und strecke dabei den Bauch raus.

- Atme für 4 Sekunden ein.
- Atme für 7 Sekunden aus.
- Konzentriere dich auf diesen Rhythmus und versuche, ihn 10 Minuten lang durchzuziehen.

Was bringt die Übung?

Diese Übung nimmt den Druck aus Bauch und Brust. Du aktivierst die Lunge und sorgst für ein leichtes Sauerstoffdefizit, das wieder einmal die Bildung von roten Blutkörperchen ankurbelt. Diese Übung wird dich sehr fordern, weil sie über 10 Minuten geht, dir aber auch sehr viel bringen.

10. Summ-Atmung

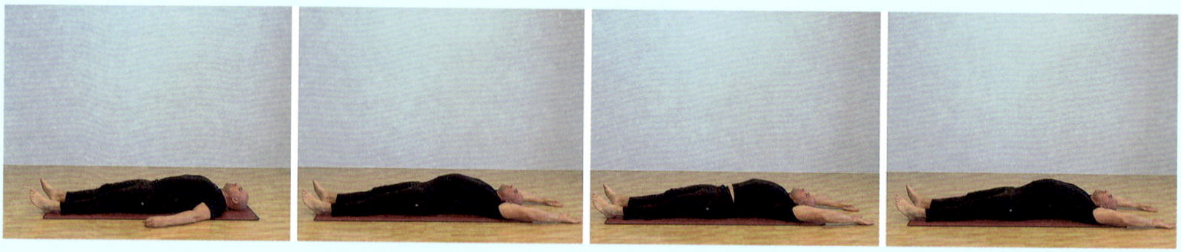

Um Gewebe und Verspannung zu lösen, brauchen wir Bewegung, es muss aber nicht immer die große sichtbare Bewegung des Muskelapparats sein, insbesondere wenn es um unsere Atemmuskulatur geht, also Zwerchfell und Zwischenrippenmuskeln. Unsere Atemmuskulatur ist so fein, dass sie auch auf so etwas wie ein Summen unserer Stimmbänder reagiert. Glaubst du nicht? Probiere es aus!

Ziel der Übung

Bei dieser Übung trainierst und lockerst du den gesamten Atemapparat, nicht nur die Muskeln, sondern auch die Lunge und die Bronchien. Alles wird richtig schön gelöst und befreit. Am Ende der Übung sollte eine herrliche Wärme und Zufriedenheit entstanden sein. Zu den gezielten Atemzügen aktivierst du hier noch deine Stimmbänder, die beim Ausatmen (nur dann!) ein leichtes Brummer oder Summen von sich geben. Scheue dich nicht, wenn es anfangs seltsam klingt.

Durchführung der Übung

Diese Übung kannst du im Liegen, im Stehen oder im Sitzen machen. Sie ist auch für unterwegs geeignet.

- Lege, stelle oder setze dich entspannt hin.
- Atme ruhig aus und ein, bis du deinen Rhythmus gefunden hast.
- Atme aus und ziehe dabei den Bauch ein.
- Atme tief durch die Nase in den Bauch ein und strecke dabei den Bauch raus.
- Halte die Luft nach dem Einatmen für 3 Sekunden an.
- Atme langsam mit einem hörbaren Brummen/Summen durch den Mund aus, indem du die Lippen locker aufeinander liegen lässt und für die Ausatmung nur leicht öffnest.
- Konzentriere dich während der Ausatmung auf den Ton.
- Wiederhole den Zyklus 10 x, 20 x oder 30 x.

Was bringt die Übung?

Die Summ-Atmung bringt dir wohlige Wärme, völlige Entspannung und gleichzeitig Energie. Diese Zufriedenheit oder vielleicht sogar eine leichte Euphorie entsteht durch die Aktivierung der Nebennierenrinde, die durch die Vibration der Stimmbänder angeregt wird. Das Summen breitet sich ganz im Inneren des Körpers aus und reicht bis zu diesen inneren Organen, die auf Erschütterungen mit der Ausschüttung von Glückshormonen reagieren. Bei dieser Übung sollte sich nach einigen Malen innere Freude und Energie einstellen. Deine Muskeln werden lockerer und belastbarer.

11. Yoga-Wechselatmung „Nadi Shodana“

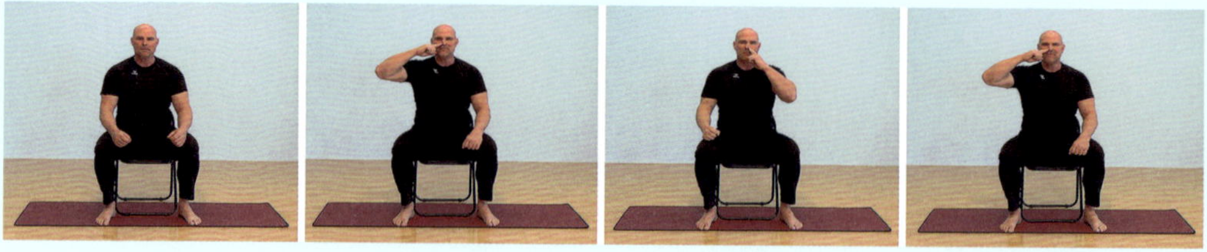

Zum Schluss wird es noch mal anstrengend. Diese Übung gehört zu den etwas herausfordernderen Übungen in der Welt der Atemübungen, besonders wenn du noch nie mit der yogischen Nasenatmung gearbeitet hast. Aber keine Sorge: Für diese Übung musst du kein Yogi werden oder sein.

Unsere Atmung läuft normalerweise völlig autonom ab, wie du weißt. Dabei atmen wir abwechselnd mal mehr, mal weniger durch unsere jeweiligen Nasenlöcher. Es gibt also immer ein Nasenloch, das aktiver ist, und eines, das eher inaktiv ist. Das merkt man normalerweise nicht, außer man ist bereits sehr geübt. Die Gehirnforschung sieht in der unterschiedlichen „Nasenbelüftung“ die Aktivierung unterschiedlicher Hirnareale. Das heißt heruntergebrochen, wenn wir primär durch das rechte Nasenloch atmen, dann sind wir gerade eher logisch-mathematisch unterwegs, und wenn wir primär durch das linke Nasenloch atmen, sind wir eher kreativ unterwegs.

Man kann diesen Zustand absichtlich wechseln oder eben trainieren. In der Regel wechselt die Atmung den Kanal alle 15 bis 20 Minuten von alleine. Das bedeutet, wir sind eigentlich nie gleichzeitig mathematisch-logisch und kreativ unterwegs, sondern mal eher mit dem Schwerpunkt auf der einen, mal auf der anderen Seite. Um zu erspüren, welche Seite gerade die aktivere ist, braucht es Zeit und Sensibilisierung, aber es lässt sich tatsächlich trainieren.

Ziel der Übung

Mit der Wechselatmung trainierst du deine Atmung bewusst und steuerst sie aktiv, indem du deine Aufmerksamkeit auf unterschiedliche Bereiche lenkst. Mit dieser Kontrolle wirst du leistungsfähiger und belastbarer und schulst damit auch deine Wahrnehmung und Achtsamkeit.

Durchführung der Übung

Diese Übung kannst du im Stehen, im Liegen oder im Sitzen machen. Ich bevorzuge Sitzen.

- Setze dich entspannt hin.
- Atme bewusst und entspannt durch die Nase ein und aus, bis du deinen Rhythmus findest.
- Versuche festzustellen, welches Nasenloch gerade primär arbeitet.
- Halte dieses Nasenloch mit einem Finger zu und atme nur durch das andere. Nach spätestens 2 Minuten springt die primäre Atmung um auf das freie Nasenloch.
- Atme 5 Minuten durch das „neue“ Nasenloch.
- Starte den Vorgang erneut, jetzt andersherum.
- Nachdem die Atmung ein zweites Mal umgesprungen ist, atme normal weiter und beende die Übung langsam.

Was bringt die Übung?

Hier wird die Acht- und Aufmerksamkeit trainiert. Genieße einfach das Gefühl, dass du etwas für dich gemacht hast und dass du in der Lage bist, deine Atmung auf den Zustand umzustellen, den du gerade brauchst.

Übersicht: Welche Übung hilft wann?

Hier habe ich für dich noch einmal alle Übungen und ihre Wirkungen zusammengefasst. Abgesehen von dem folgenden 4-Wochen-Programm kannst du sie fast alle jederzeit und überall durchführen.

ÜBUNG	WIRKUNG	WO BESCHRIEBEN?
1. „Energiepumpe" Nase-Bauch-Atmung	• aktiviert den ganzen Körper • stärkt Herz und Kreislauf • fördert die Bildung von Blutzellen • tonisiert	Seite 120
2. Zwerchfellatmung Nase-Bauch-Atmung	• steigert die Leistung • für befreites Durchatmen • lockert den Bauchraum • entspannt den Atem	Seite 123
3. Qi-Gong-Atmung „Der Adler" Nase-Bauch-Atmung	• hilft bei Sodbrennen • reduziert Verspannungen • dehnt die Faszien der Atemmuskulatur • wirkt Verkürzungen entgegen • weitet den Oberkörper	Seite 125
4. „Navy-Seal"-Atmung Nasenatmung	• steigert die Konzentration • erhöht die Belastbarkeit • baut Stress ab • beruhigt die Gedanken	Seite 127
5. Schüttelatmung Nasenatmung	• macht den Kopf frei • regt das Lymphsystem an • stimuliert die Nebennieren • schüttet Glückshormone aus	Seite 129
6. Mentale Entspannungsatmung Nase-Bauch-Atmung	• energetisiert den Körper • für guten Schlaf • löst innere Verspannungen • geistiges Loslassen	Seite 131

Achte darauf, dass du immer gut zwischen Nase-Bauch-Atmung und reiner Nasenatmung abwechselst, spüre jeder Übung gut nach und überfordere dich nicht – auch Atmen will gelernt sein!

ÜBUNG	WIRKUNG	WO BESCHRIEBEN?
7. Meditationsatmung Nase-Mund-Atmung	• gegen Einschlafprobleme • mehr Gedankenfokussierung • bessere Durchblutung • Tiefenentspannung	Seite 133
8. „Druck raus"-Atmung Nase-Bauch-Atmung	• baut Stress ab • erhöht die Lungenkapazität • steigert die Fitness • vergrößert das Atemvolumen	Seite 135
9. Die 4-7-10-Atmung Nase-Bauch-Atmung	• entlastet • erhöht die Fitness • bringt Brustkorb und Bauch in Bewegung • fördert die roten Blutkörperchen	Seite 137
10. Summ-Atmung Nase-Mund-Atmung	• wirkt beruhigend • hellt die Stimmung auf • sensibilisiert für den Atemvorgang • umfassende Lockerung des Atemapparats	Seite 138
11. Yoga-Wechsel-atmung „Nadi Shodana" Nase-Mund-Atmung	• erhöht die Aufmerksamkeit • steigert die Leistung • fördert die Wahrnehmung • schafft ein gutes Körpergefühl	Seite 140

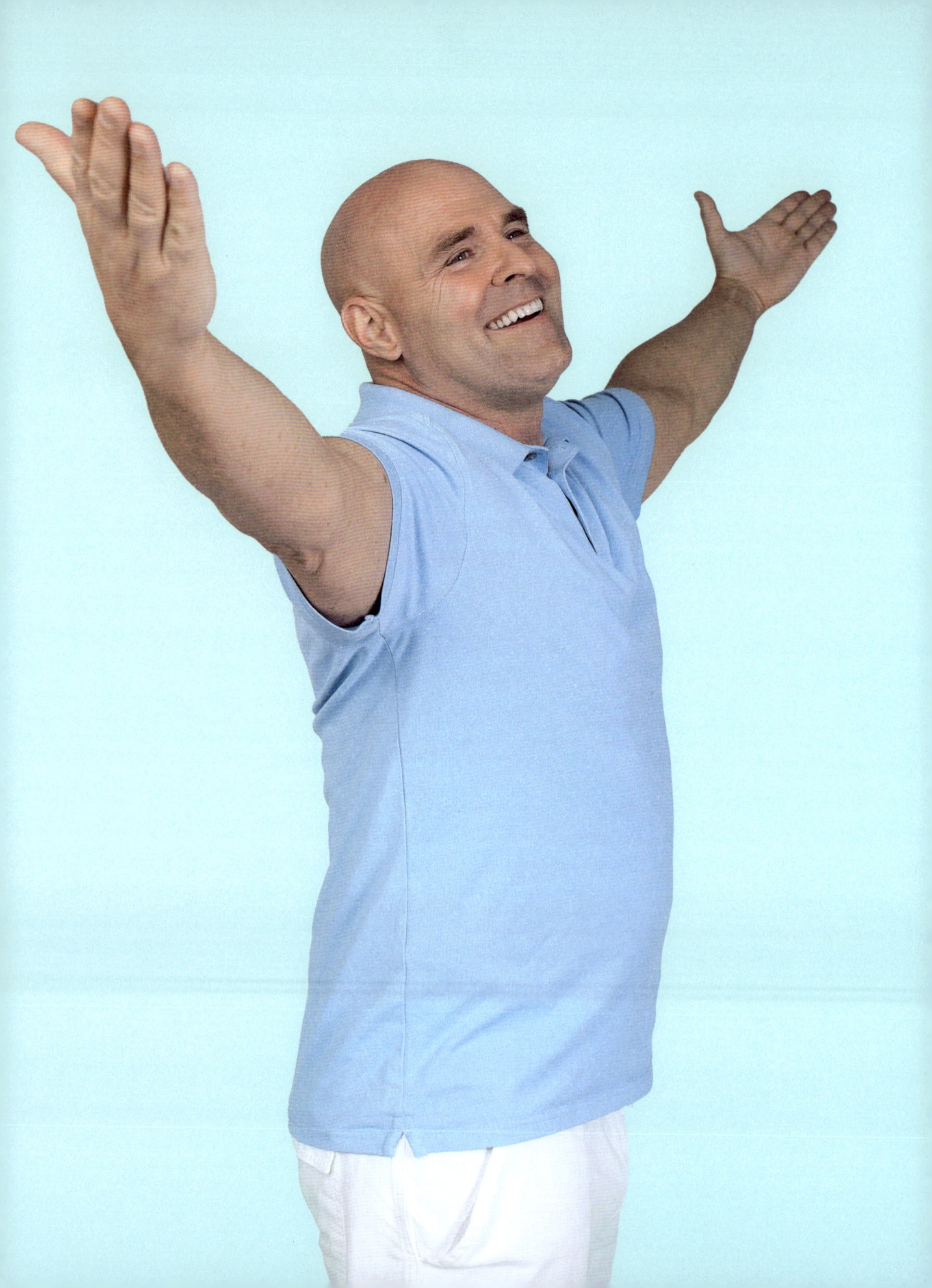

DEIN 4-WOCHEN-BODY-MIND-TRAINING

Jetzt geht es endlich los! Wenn du mehr machen möchtest als nur die Atemübungen oder lieber einem festen Plan folgst, anstatt frei zu üben, kannst du dich an meinen 4-Wochen-Plan halten. Für jeden der folgenden 28 Tage findest du jeweils drei Übungen:

- eine Body-Übung,
- eine Atemübung und
- eine Mind-Übung.

Achtung: Du wirst denselben Atem- und Mind-Übungen öfter begegnen. Das ist so beabsichtigt, denn so kannst du sie besser einüben und in deinen Alltag integrieren. Die Body-Übungen dagegen variieren von Tag zu Tag, damit dir nicht langweilig wird. Und jetzt viel Spaß!

Woche 1
Tag 1

Woche 1

Tag 1

Body-Übung „1 Minute für die Brust“
Stell dich hüftbreit und stabil auf, nimm die Arme waagerecht hoch, winkele die Arme zu einem U an und führe sie vor dem Körper zusammen, sodass sich die Unterarme vor deiner Nase berühren. Öffne und schließe die Arme.

Atemübung „Zwerchfellatmung“

- Stell dich aufrecht hin, die Arme hängen locker, die Füße sind schulterbreit auseinander.
- Nimm zwei Finger einer Hand und halte dir die Nase zu. Aber nur so weit, dass du noch etwas Luft einziehen kannst. Verschließe die Nase zu ca. 75 bis 80 Prozent.
- Zieh den Atem tief durch die verengte Nase in den Bauch. Strecke den Bauch dabei raus.
- Halte nach jedem Atemzug den Atem für 3 Sekunden an.
- Atme dann wieder langsam durch die vollständig geöffnete Nase aus.
- Wiederhole diesen Vorgang mindestens 9 x: 9 tiefe, verengte Atemzüge mit fast geschlossener Nase in den Bauch und 3 Sekunden Atempause vor dem Ausatmen.
- Nach dem 10. Einatmen halte die Luft so lange an, wie du kannst, und atme anschließend langsam und sanft aus.
- Spüre nach.

Mind-Übung „Mein Lieblingsort“

- Lege oder setze dich entspannt und bequem hin. Lass Ruhe in deinen Körper und deinen Geist einkehren. Schließe die Augen und gehe in Gedanken an deinen Lieblingsort – jeder Mensch hat einen Ort, der ihm Ruhe und Geborgenheit vermittelt. Wir kennen den Ort in- und auswendig und wir fühlen uns dort wohl und sicher. In Gedanken sprichst du die Worte: „Es geht mir gut, ich fühle mich wohl, ich bin gesund, ich bin glücklich.“ Du hörst deine Stimme, wie sie diese Worte immer weiter wiederholt. Lass diese Übung 4 bis 5 Minuten auf dich wirken und führe sie täglich mindestens ein Mal durch.
- Erweiterung: Fühlst du dich gut bei dieser Übung, kannst du die Sätze, die Affirmationen über die Woche hinweg um deine eigenen Worte, deine positiven Formulierungen erweitern.

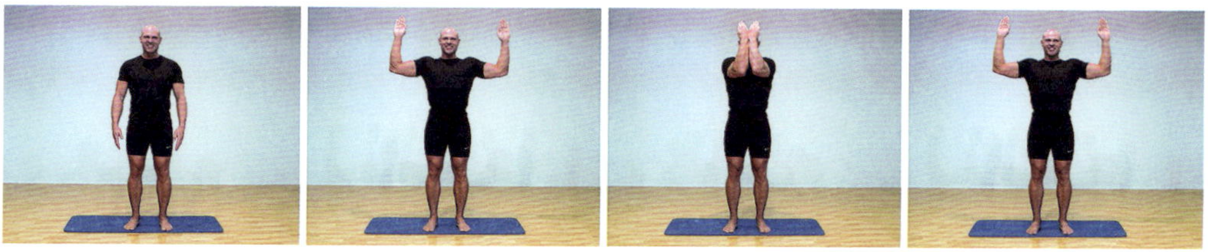

Body-Übung „1 Minute für die Brust“

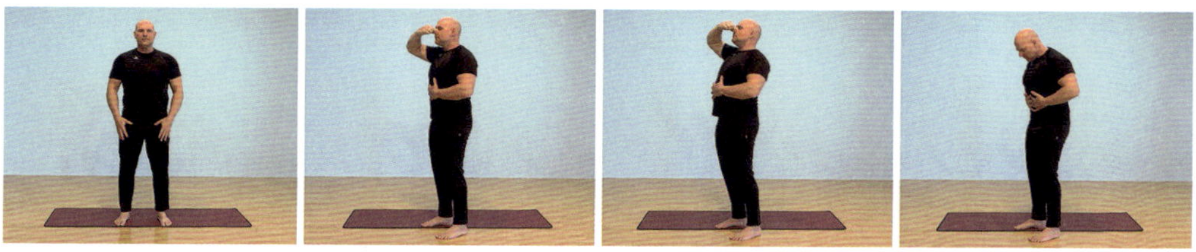

Atemübung „Zwerchfellatmung“

Woche 1
Tag 2

Tag 2

Body-Übung „1 Minute für die Beine“

Stell dich hüftbreit und stabil hin. Nimm die Hände in die Taille und beuge leicht die Knie. Schiebe den Po nach hinten, Rücken gerade, und mache einfache, flache Kniebeugen. Knie bitte niemals über die Zehenspitzen schieben.

Atemübung „Meditationsatmung“

- Leg dich hin, schaffe eine angenehme, dunkle Atmosphäre.
- Strecke dich komplett auf dem Rücken aus. Der Oberkörper darf leicht erhöht sein.
- Fang an, tief und ruhig durch die Nase ein- und durch den Mund auszuatmen.
- Aktiviere die Bauchatmung: Strecke den Bauch beim Einatmen nach außen und ziehe ihn beim Ausatmen nach innen.
- Konzentriere dich auf die Atmung.
- Lass jetzt die Atmung immer schwächer werden. Atme ganz sanft, so sanft, dass du es kaum noch wahrnimmst.
- Konzentriere dich darauf, immer sanfter und unauffälliger zu atmen.
- Du spürst fast keinen Luftzug mehr. Das Ziel ist, dass du den eigenen Atem nicht mehr spürst oder fühlst.
- Atme, bis du völlig entspannt bist.

Mind-Übung „Mein Lieblingsort“

Lege oder setze dich entspannt und bequem hin. Lass Ruhe in deinen Körper und deinen Geist einkehren. Schließe die Augen und gehe in Gedanken an deinen Lieblingsort – jeder Mensch hat einen Ort, der ihm Ruhe und Geborgenheit vermittelt. Wir kennen den Ort in- und auswendig und wir fühlen uns dort wohl und sicher. In Gedanken sprichst du die Worte: „Es geht mir gut, ich fühle mich wohl, ich bin gesund, ich bin glücklich.“ Du hörst deine Stimme, wie sie diese Worte immer weiter wiederholt. Lass diese Übung 4 bis 5 Minuten auf dich wirken und führe sie täglich mindestens ein Mal durch.

Erweiterung: Fühlst du dich gut bei dieser Übung, kannst du die Sätze, die Affirmationen über die Woche hinweg um deine eigenen Worte, deine positiven Formulierungen erweitern.

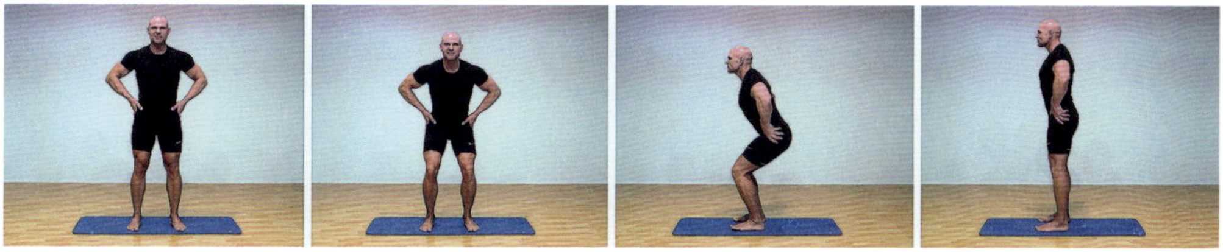

Body-Übung „1 Minute für die Beine“

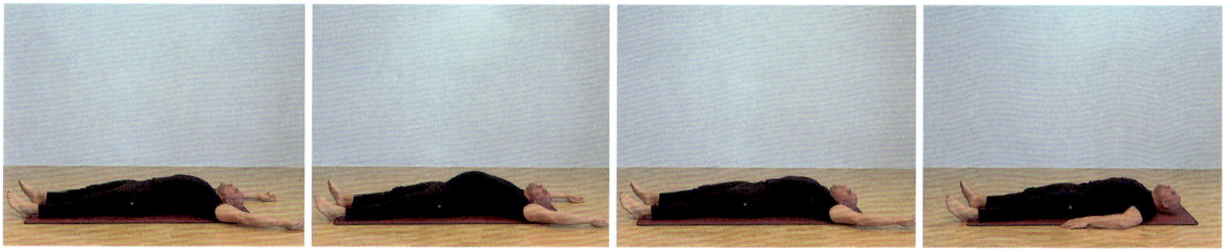

Atemübung „Meditationsatmung“

Woche 1
Tag 3

Tag 3

Body-Übung „1 Minute für den Rücken“
Stell dich hüftbreit und stabil hin. Nimm die Arme waagerecht neben dich. Zieh die ausgestreckten Arme so weit du kannst nach hinten und spann die Muskeln zwischen deinen Schulterblättern an. Löse und drücke die Spannung. Lösen und drücken.

Atemübung „Druck-raus-Atmung“
Diese Übung kannst du im Stehen, im Liegen oder im Sitzen machen. Ich bevorzuge Liegen.

- Lege dich entspannt auf den Rücken und strecke die Beine lang aus.
- Atme einige Male bewusst ein und aus, bis du deinen Rhythmus findest.
- Spüre deine Verfassung.
- Atme durch die Nase in den Bauch, so tief, wie du kannst.
- Zähle die Sekunden des Einatmens. Merke dir die Sekundenzahl (z. B. 6).
- Halte dann für 2–4 Sekunden den Atem an.
- Atme langsam durch den Mund aus, und zwar 2 Sekunden länger aus, als du eingeatmet hast (z. B. 8).
- Wiederhole den Zyklus mindestens 10 x.
- Bleibe danach liegen, entspanne dich und spüre nach.

Mind-Übung „Mein Lieblingsort“

Lege oder setze dich entspannt und bequem hin. Lass Ruhe in deinen Körper und deinen Geist einkehren. Schließe die Augen und gehe in Gedanken an deinen Lieblingsort – jeder Mensch hat einen Ort, der ihm Ruhe und Geborgenheit vermittelt. Wir kennen den Ort in- und auswendig und wir fühlen uns dort wohl und sicher. In Gedanken sprichst du die Worte: „Es geht mir gut, ich fühle mich wohl, ich bin gesund, ich bin glücklich.“ Du hörst deine Stimme, wie sie diese Worte immer weiter wiederholt. Lass diese Übung 4 bis 5 Minuten auf dich wirken und führe sie täglich mindestens ein Mal durch.

Erweiterung: Fühlst du dich gut bei dieser Übung, kannst du die Sätze, die Affirmationen über die Woche hinweg um deine eigenen Worte, deine positiven Formulierungen erweitern.

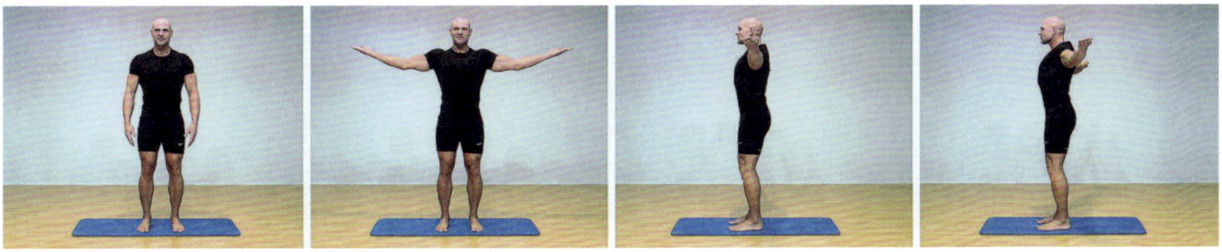

Body-Übung „1 Minute für den Rücken“

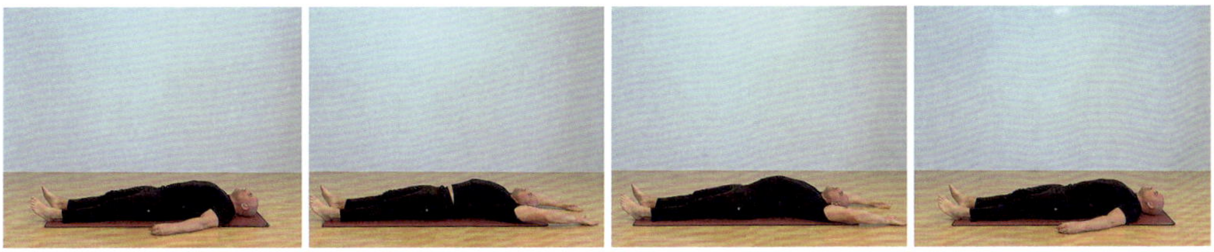

Atemübung „Druck-raus-Atmung“

Woche 1
Tag 4

Tag 4

Body-Übung „1 Minute für die Schultern“

Stell dich hüftbreit und stabil hin. Lass deine Schultern und Arme nach hinten kreisen, abwechselnd oder gleichzeitig. Wie du möchtest.

Atemübung „Summ-Atmung“

Diese Übung kannst du im Liegen, im Stehen oder im Sitzen machen. Sie ist auch für unterwegs geeignet.

- Lege, stelle oder setze dich entspannt hin.
- Atme ruhig aus und ein, bis du deinen Rhythmus gefunden hast.
- Atme aus und ziehe dabei den Bauch ein.
- Atme tief durch die Nase in den Bauch ein und strecke dabei den Bauch raus.
- Halte die Luft nach dem Einatmen für 3 Sekunden an.
- Atme langsam mit einem hörbaren Brummen/Summen durch den Mund aus, indem du die Lippen locker aufeinander liegen lässt und für die Ausatmung nur leicht öffnest.
- Konzentriere dich während der Ausatmung auf den Ton.
- Wiederhole den Zyklus 10 x, 20 x oder 30 x.

Mind-Übung „Mein Lieblingsort“

Lege oder setze dich entspannt und bequem hin. Lass Ruhe in deinen Körper und deinen Geist einkehren. Schließe die Augen und gehe in Gedanken an deinen Lieblingsort – jeder Mensch hat einen Ort, der ihm Ruhe und Geborgenheit vermittelt. Wir kennen den Ort in- und auswendig und wir fühlen uns dort wohl und sicher. In Gedanken sprichst du die Worte: „Es geht mir gut, ich fühle mich wohl, ich bin gesund, ich bin glücklich.“ Du hörst deine Stimme, wie sie diese Worte immer weiter wiederholt. Lass diese Übung 4 bis 5 Minuten auf dich wirken und führe sie täglich mindestens ein Mal durch.

Erweiterung: Fühlst du dich gut bei dieser Übung, kannst du die Sätze, die Affirmationen über die Woche hinweg um deine eigenen Worte, deine positiven Formulierungen erweitern.

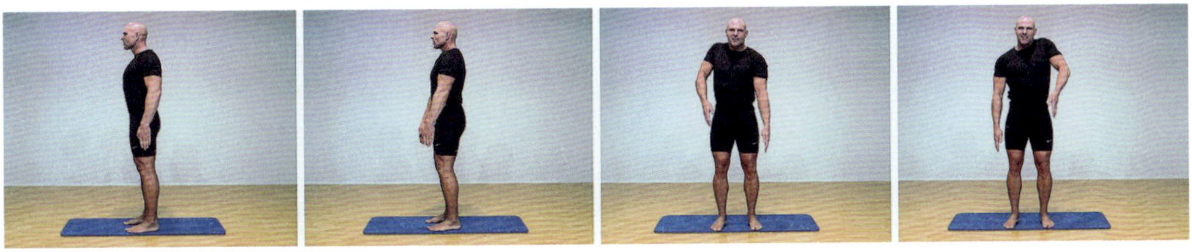

Body-Übung „1 Minute für die Schultern“

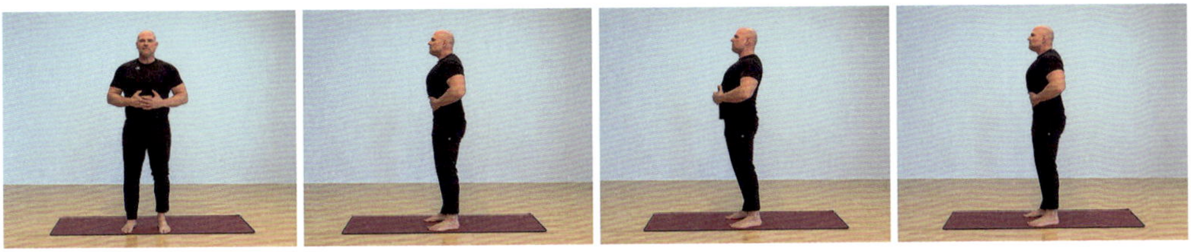

Atemübung „Summ-Atmung“

Woche 1
Tag 5

Tag 5

Body-Übung „1 Minute für den Bauch“

Lege dich auf den Rücken und stell die Füße auf. Zieh ein Knie nun zur Brust, der Unterschenkel ist dabei parallel zum Boden. Das Bein nicht ganz strecken, eher mehr ranziehen, bis der der Bauch sich anspannt. 30 Sekunden rechts, 30 Sekunden links.

Atemübung „Mentale Entspannungsatmung“

- Leg dich hin und schaffe eine angenehme, dunkle Atmosphäre.
- Strecke dich komplett auf dem Rücken aus. Der Oberkörper darf leicht erhöht sein.
- Fang an, tief und ruhig durch die Nase ein- und durch den Mund auszuatmen.
- Aktiviere die Bauchatmung: Strecke den Bauch beim Einatmen nach außen und ziehe ihn beim Ausatmen nach innen.
- Versuche diese Atmung für 10 Minuten beizubehalten und lass deine Gedanken nur auf der Atmung. Verfolge das Ein- und das Ausatmen.
- Atme, bis du völlig entspannt bist.

Mind-Übung „Mein Lieblingsort“

Lege oder setze dich entspannt und bequem hin. Lass Ruhe in deinen Körper und deinen Geist einkehren. Schließe die Augen und gehe in Gedanken an deinen Lieblingsort – jeder Mensch hat einen Ort, der ihm Ruhe und Geborgenheit vermittelt. Wir kennen den Ort in- und auswendig und wir fühlen uns dort wohl und sicher. In Gedanken sprichst du die Worte: „Es geht mir gut, ich fühle mich wohl, ich bin gesund, ich bin glücklich.“ Du hörst deine Stimme, wie sie diese Worte immer weiter wiederholt. Lass diese Übung 4 bis 5 Minuten auf dich wirken und führe sie täglich mindestens ein Mal durch.

Erweiterung: Fühlst du dich gut bei dieser Übung, kannst du die Sätze, die Affirmationen über die Woche hinweg um deine eigenen Worte, deine positiven Formulierungen erweitern.

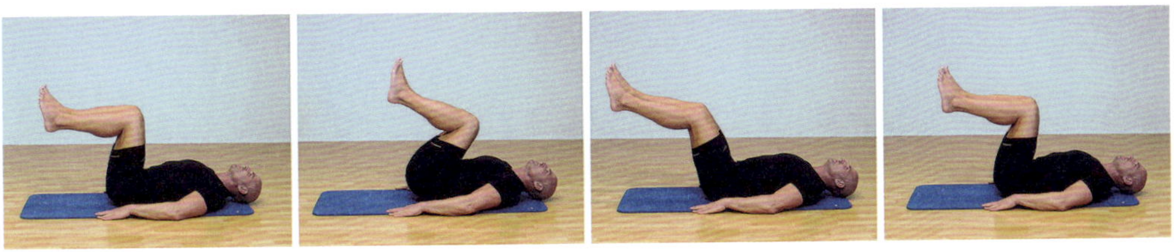

Body-Übung „1 Minute für den Bauch“

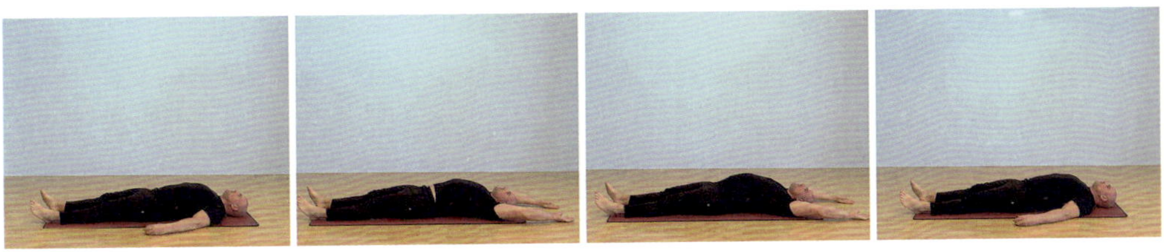

Atemübung „Mentale Entspannungsatmung“

Woche 1
Tag 6

Tag 6

Body-Übung „1 Minute für den Po"

Lege dich auf den Rücken und stell die Füße hüftbreit auf. Löse nun den Po nach oben und hebe den Po so weit hoch, wie du kannst. Auf und nieder, immer wieder.

Atemübung „Navy-Seal-Atmung"

Diese Übung kannst du im Liegen, im Stehen oder im Sitzen machen. Ich bevorzuge Stehen.

- Stell dich bequem und die Füße hüftbreit auseinander hin, die Knie sind locker, die Arme hängen entspannt herab.
- Atme 4 Sekunden durch die Nase ein.
- Halte 6 Sekunden den Atem an.
- Atme 4 Sekunden durch Nase oder Mund aus.
- Halte die Atmung erneut 6 Sekunden an.
- Wiederhole diesen Zyklus 10 x.

Mind-Übung „Mein Lieblingsort“

Lege oder setze dich entspannt und bequem hin. Lass Ruhe in deinen Körper und deinen Geist einkehren. Schließe die Augen und gehe in Gedanken an deinen Lieblingsort – jeder Mensch hat einen Ort, der ihm Ruhe und Geborgenheit vermittelt. Wir kennen den Ort in- und auswendig und wir fühlen uns dort wohl und sicher. In Gedanken sprichst du die Worte: „Es geht mir gut, ich fühle mich wohl, ich bin gesund, ich bin glücklich.“ Du hörst deine Stimme, wie sie diese Worte immer weiter wiederholt. Lass diese Übung 4 bis 5 Minuten auf dich wirken und führe sie täglich mindestens ein Mal durch.

Erweiterung: Fühlst du dich gut bei dieser Übung, kannst du die Sätze, die Affirmationen über die Woche hinweg um deine eigenen Worte, deine positiven Formulierungen erweitern.

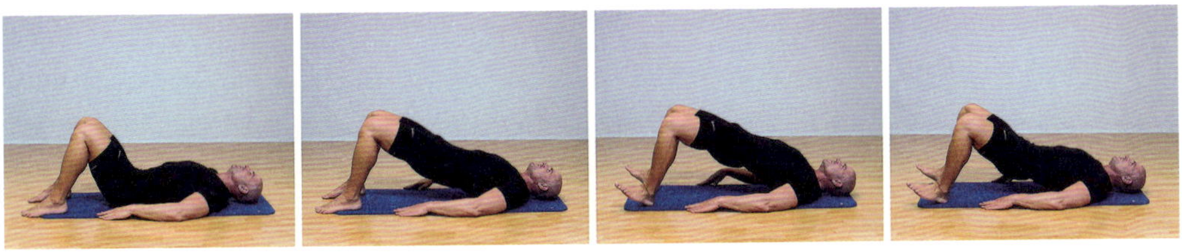

Body-Übung „1 Minute für den Po“

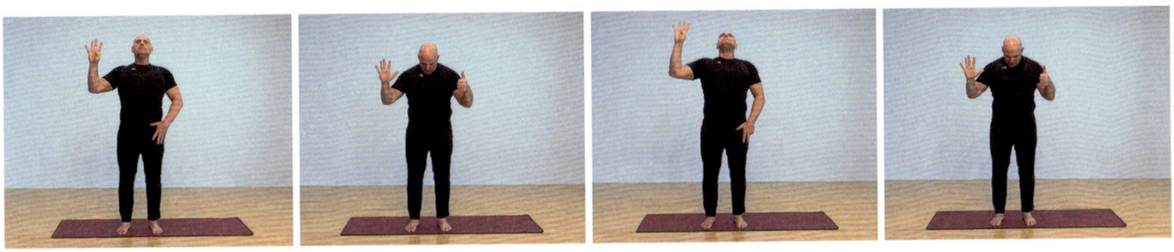

Atemübung „Navy-Seal-Atmung“

Woche 1
Tag 7

Tag 7

Body-Übung „1 Minute für die Dehnung"

Leg dich auf den Rücken und streck die Arme über deinen Kopf. Bilde nun ein V und schiebe die Arme so weit weg, wie du kannst. Legen dann die Handflächen auf dem Boden ab und ziehe dich richtig groß. Spüre die Dehnung in Brust und Rücken.

Atemübung „Zwerchfellatmung"

- Stell dich aufrecht hin, die Arme hängen locker, die Füße sind schulterbreit auseinander.
- Nimm zwei Finger einer Hand und halte dir die Nase zu. Aber nur so weit, dass du noch etwas Luft einziehen kannst. Verschließe die Nase zu ca. 75 bis 80 Prozent.
- Zieh den Atem tief durch die verengte Nase in den Bauch. Strecke den Bauch dabei raus.
- Halte nach jedem Atemzug den Atem für 3 Sekunden an.
- Atme dann wieder langsam durch die vollständig geöffnete Nase aus.
- Wiederhole diesen Vorgang mindestens 9 x: 9 tiefe, verengte Atemzüge mit fast geschlossener Nase in den Bauch und 3 Sekunden Atempause vor dem Ausatmen.
- Nach dem 10. Einatmen halte die Luft so lange an, wie du kannst, und atme anschließend langsam und sanft aus.
- Spüre nach.

Mind-Übung „Mein Lieblingsort“

Lege oder setze dich entspannt und bequem hin. Lass Ruhe in deinen Körper und deinen Geist einkehren. Schließe die Augen und gehe in Gedanken an deinen Lieblingsort – jeder Mensch hat einen Ort, der ihm Ruhe und Geborgenheit vermittelt. Wir kennen den Ort in- und auswendig und wir fühlen uns dort wohl und sicher. In Gedanken sprichst du die Worte: „Es geht mir gut, ich fühle mich wohl, ich bin gesund, ich bin glücklich.“ Du hörst deine Stimme, wie sie diese Worte immer weiter wiederholt. Lass diese Übung 4 bis 5 Minuten auf dich wirken und führe sie täglich mindestens ein Mal durch.

Erweiterung: Fühlst du dich gut bei dieser Übung, kannst du die Sätze, die Affirmationen über die Woche hinweg um deine eigenen Worte, deine positiven Formulierungen erweitern.

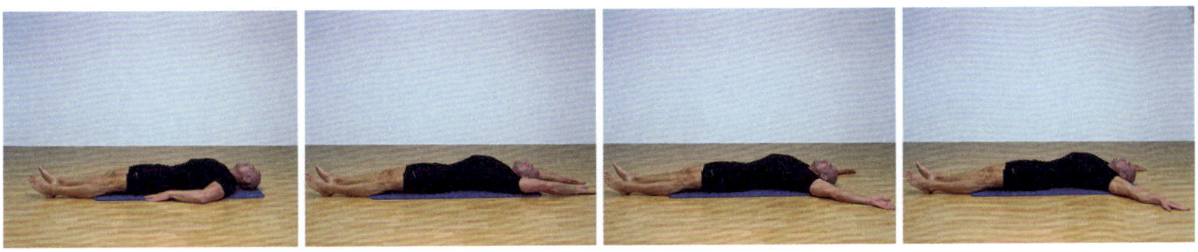

Body-Übung „1 Minute für die Dehnung“

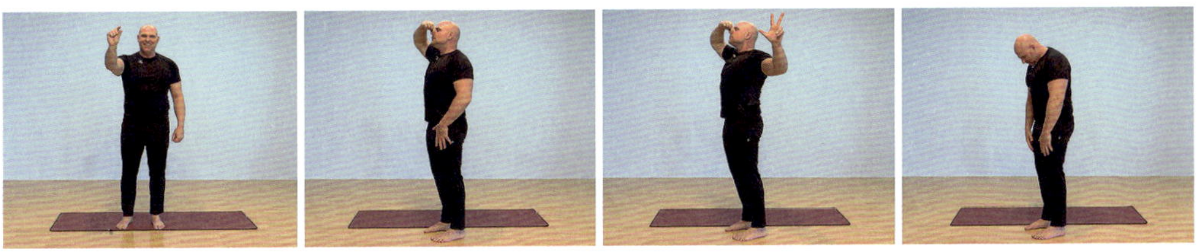

Atemübung „Zwerchfellatmung“

Woche 2
Tag 1

Woche 2

Tag 1

Body-Übung „1 Minute für die Brust“

Knie dich auf den Boden in den Vierfüßlerstand. Nimm für den knienden Liegestütz die Arme auf Brusthöhe zur Seite und stütze dich darauf. Gehe nun mit dem Oberkörper nach unten, indem du die Arme seitlich beugst. Brusthöhe ist wichtig! Auf und nieder, immer wieder.

Atemübung „Energiepumpe“

- Setze dich entspannt hin.
- Stelle die Beine locker etwas mehr als hüftbreit auf.
- Stütze deine Hände und somit den Oberkörper auf den Beinen ab.
- Atme tief durch den Mund gut hörbar ein und aus.
- Nutze dazu eine Art „Pumpbewegung“ des Oberkörpers.
- Presse dich beim Ausatmen nach vorne zusammen und öffne dich beim Einatmen nach oben und mach dich groß.
- Atme 10 tiefe Atemzüge. Halte dann die Luft so lange an, wie du kannst.
- 2. Runde: Atme wieder 10 Atemzüge tief in den Bauch hörbar ein und aus. Halte dann wieder die Luft an, bis du einen Atemreflex verspürst.
- 3. Runde: Atme wieder 10 Atemzüge tief in den Bauch, immer noch gefolgt von der pumpenden Körperbewegung. Nach dem letzten der 10 Atemzüge halte nun die Luft maximal lange an, bis du nicht mehr kannst.
- Atme dann ganz langsam durch den Mund aus.
- Bleib entspannt sitzen und genieße die Ruhe, die eintritt.

Mind-Übung „Dein Fokus“

Setz dich entspannt hin. Entspanne deinen gesamten Körper. Schau auf deine Hand, schau auf deinen Daumennagel oder deine Fingerkuppe. Fixiere mit deinen Augen deinen Nagel oder die Fingerkuppe. Versuche den Blick konzentriert und fokussiert zu lassen und nicht zu blinzeln. Am Anfang 1 Minute, die du später nach Lust und Laune steigern kann. Dieses „mentale Augentraining“ bringt Geist und Augen zur Ruhe. Die Fixation der Augen führt zu einer extremen Entspannung des Sehapparates und der Augenmuskeln. Das Auge kommt herrlich zur Ruhe und der Geist kann abschalten.

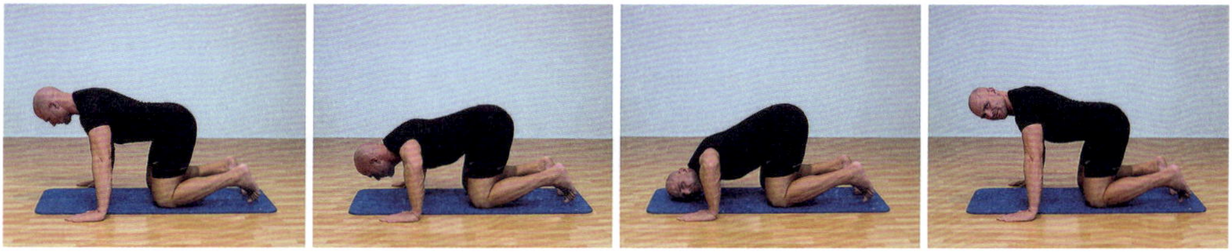

Body-Übung „1 Minute für die Brust“

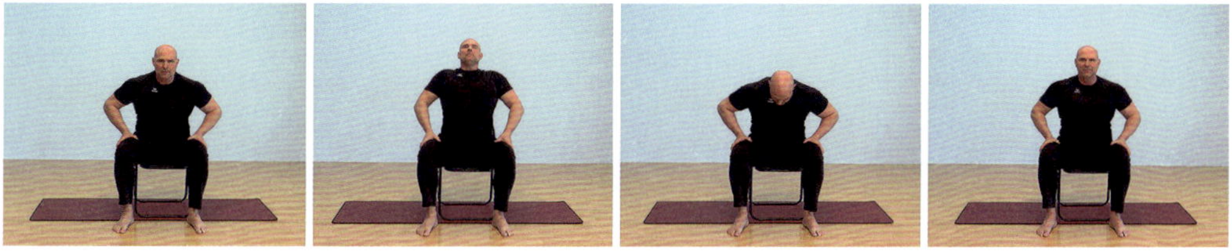

Atemübung „Energiepumpe“

Woche 2
Tag 2

Tag 2

Body-Übung „1 Minute für die Beine“

Lege dich seitlich ganz gerade auf den Boden. Heben nun das obere Bein 45 Grad an. Lass dabei den Kopf ruhig liegen, nur das Bein bewegt sich auf und ab.

Atemübung „Schüttelatmung“

- Stell dich locker hüftbreit auf.
- Geh leicht in die Knie.
- Schüttle dich leicht aus, ziehe dabei die Schultern zu den Ohren.
- Das Nach-oben-Ziehen der Schultern wird von einem tiefen Atemzug begleitet, das Fallenlassen der Schultern mit dem Ausatmen kombiniert.
- Atme damit 10 bis 20 x intensiv ein und aus.
- Schüttle dich zum Schluss vollständig aus.

Mind-Übung „Dein Fokus"

Setz dich entspannt hin. Entspanne deinen gesamten Körper. Schau auf deine Hand, schau auf deinen Daumennagel oder deine Fingerkuppe. Fixiere mit deinen Augen deinen Nagel oder die Fingerkuppe. Versuche den Blick konzentriert und fokussiert zu lassen und nicht zu blinzeln. Am Anfang 1 Minute, die du später nach Lust und Laune steigern kann. Dieses „mentale Augentraining" bringt Geist und Augen zur Ruhe. Die Fixation der Augen führt zu einer extremen Entspannung des Sehapparates und der Augenmuskeln. Das Auge kommt herrlich zur Ruhe und der Geist kann abschalten.

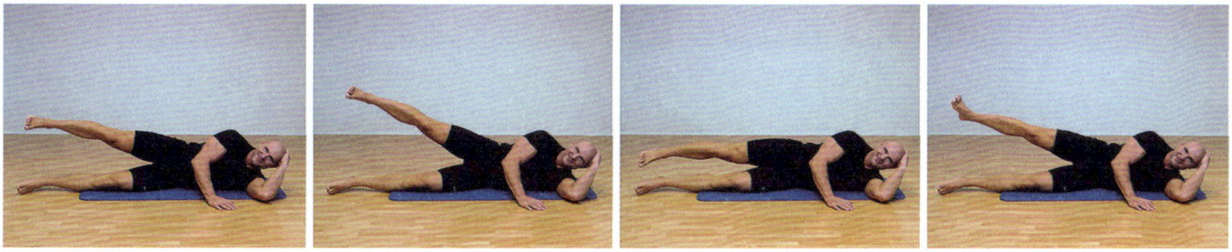

Body-Übung „1 Minute für die Beine"

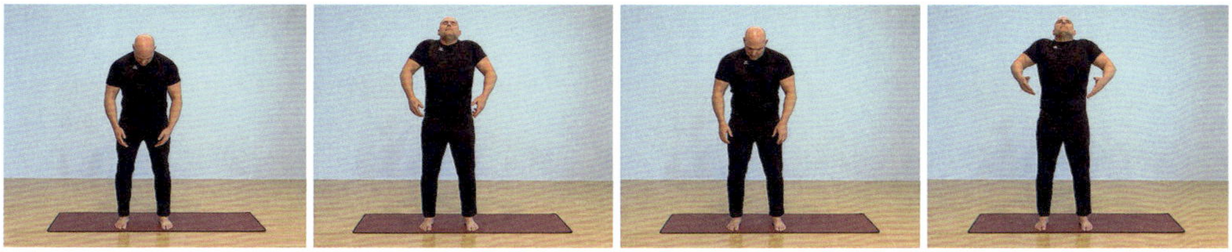

Atemübung „Schüttelatmung"

Woche 2
Tag 3

Tag 3

Body-Übung „1 Minute für den Rücken“

Stell dich hüftbreit und stabil hin. Kreise deine Schultern nun kräftig nach hinten. Nimm dazu deine Arme kräftig mit nach hinten und drücke die Schulterblätter hinten zusammen.

Atemübung „Meditationsatmung“

- Leg dich hin, schaffe eine angenehme, dunkle Atmosphäre.
- Strecke dich komplett auf dem Rücken aus. Der Oberkörper darf leicht erhöht sein.
- Fang an, tief und ruhig durch die Nase ein- und durch den Mund auszuatmen.
- Aktiviere die Bauchatmung: Strecke den Bauch beim Einatmen nach außen und ziehe ihn beim Ausatmen nach innen.
- Konzentriere dich auf die Atmung.
- Lass jetzt die Atmung immer schwächer werden. Atme ganz sanft, so sanft, dass du es kaum noch wahrnimmst.
- Konzentriere dich darauf, immer sanfter und unauffälliger zu atmen.
- Du spürst fast keinen Luftzug mehr. Das Ziel ist, dass du den eigenen Atem nicht mehr spürst oder fühlst.
- Atme, bis du völlig entspannt bist.

Mind-Übung „Dein Fokus“

Setz dich entspannt hin. Entspanne deinen gesamten Körper. Schau auf deine Hand, schau auf deinen Daumennagel oder deine Fingerkuppe. Fixiere mit deinen Augen deinen Nagel oder die Fingerkuppe. Versuche den Blick konzentriert und fokussiert zu lassen und nicht zu blinzeln. Am Anfang 1 Minute, die du später nach Lust und Laune steigern kann. Dieses „mentale Augentraining“ bringt Geist und Augen zur Ruhe. Die Fixation der Augen führt zu einer extremen Entspannung des Sehapparates und der Augenmuskeln. Das Auge kommt herrlich zur Ruhe und der Geist kann abschalten.

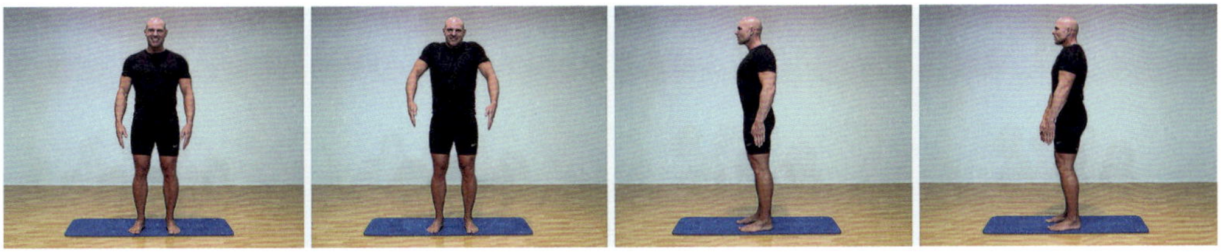

Body-Übung „1 Minute für den Rücken“

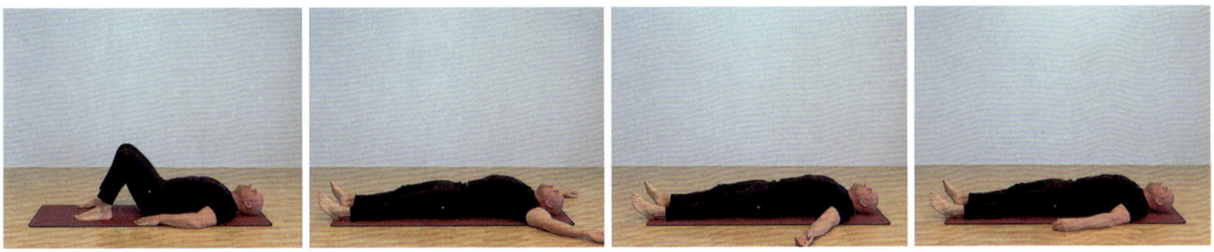

Atemübung „Meditationsatmung“

Woche 2
Tag 4

Tag 4

Body-Übung „1 Minute für die Schultern“

Stell dich hüftbreit und stabil hin. Ziehe nun die Schultern kräftig zu den Ohren. Die Schultern zu den Ohren, bitte nicht andersherum!

Atemübung „Energiepumpe“

- Setze dich entspannt hin.
- Stelle die Beine locker etwas mehr als hüftbreit auf.
- Stütze deine Hände und somit den Oberkörper auf den Beinen ab.
- Atme tief durch den Mund gut hörbar ein und aus.
- Nutze dazu eine Art „Pumpbewegung“ des Oberkörpers.
- Presse dich beim Ausatmen nach vorne zusammen und öffne dich beim Einatmen nach oben und mach dich groß.
- Atme 15 tiefe Atemzüge. Halte dann die Luft so lange an, wie du kannst.
- 2. Runde: Atme wieder 20 Atemzüge tief in den Bauch hörbar ein und aus. Halte dann wieder die Luft an, bis du einen Atemreflex verspürst.
- 3. Runde: Atme wieder 20 Atemzüge tief in den Bauch, immer noch gefolgt von der pumpenden Körperbewegung. Nach dem letzten der 20 Atemzüge halte nun die Luft maximal lange an, bis du nicht mehr kannst.
- Atme dann ganz langsam durch den Mund aus.
- Bleib entspannt sitzen und genieße die Ruhe, die eintritt.

Mind-Übung „Dein Fokus“

Setz dich entspannt hin. Entspanne deinen gesamten Körper. Schau auf deine Hand, schau auf deinen Daumennagel oder deine Fingerkuppe. Fixiere mit deinen Augen deinen Nagel oder die Fingerkuppe. Versuche den Blick konzentriert und fokussiert zu lassen und nicht zu blinzeln. Am Anfang 1 Minute, die du später nach Lust und Laune steigern kann. Dieses „mentale Augentraining“ bringt Geist und Augen zur Ruhe. Die Fixation der Augen führt zu einer extremen Entspannung des Sehapparates und der Augenmuskeln. Das Auge kommt herrlich zur Ruhe und der Geist kann abschalten.

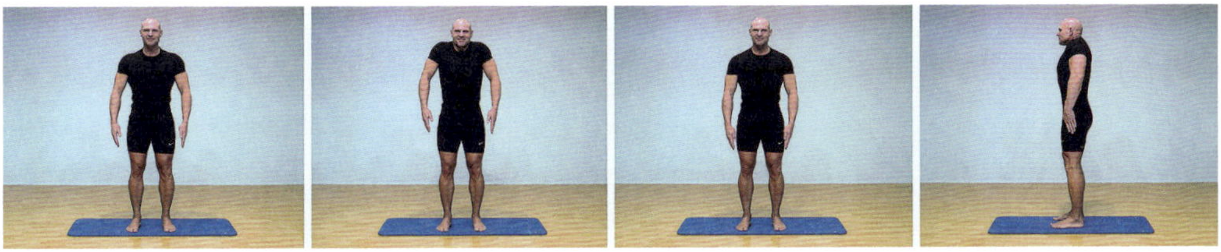

Body-Übung „1 Minute für die Schultern“

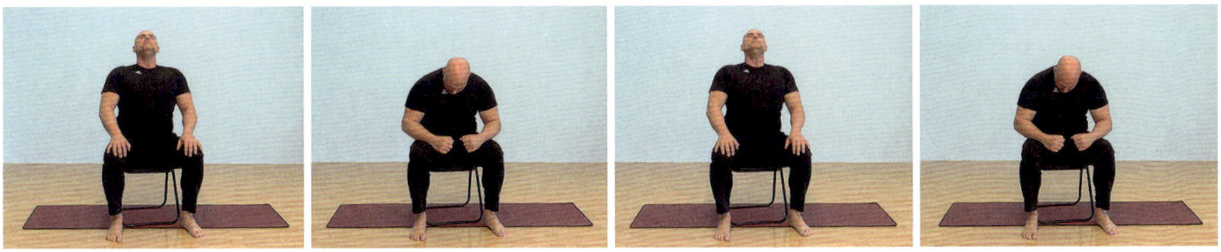

Atemübung „Energiepumpe“

Woche 2
Tag 5

Tag 5

Body-Übung „1 Minute für den Bauch“

Leg dich auf den Rücken, Beine ausgestreckt. Hebe nun erst das rechte und dann das linke Bein vom Boden ab und wippe mit jedem Bein 30 Sekunden auf und ab, bei ca. 45 Grad. Schön in der Spannung arbeiten.

Atemübung „Zwerchfellatmung“

- Stell dich aufrecht hin, die Arme hängen locker, die Füße sind schulterbreit auseinander.
- Nimm zwei Finger einer Hand und halte dir die Nase zu. Aber nur so weit, dass du noch etwas Luft einziehen kannst. Verschließe die Nase zu ca. 75 bis 80 Prozent.
- Zieh den Atem tief durch die verengte Nase in den Bauch. Strecke den Bauch dabei raus.
- Halte nach jedem Atemzug den Atem für 3 Sekunden an.
- Atme dann wieder langsam durch die vollständig geöffnete Nase aus.
- Wiederhole diesen Vorgang mindestens 9 x: 9 tiefe, verengte Atemzüge mit fast geschlossener Nase in den Bauch und 3 Sekunden Atempause vor dem Ausatmen.
- Nach dem 10. Einatmen halte die Luft so lange an, wie du kannst, und atme anschließend langsam und sanft aus.
- Spüre nach.

Mind-Übung „Dein Fokus“

Setz dich entspannt hin. Entspanne deinen gesamten Körper. Schau auf deine Hand, schau auf deinen Daumennagel oder deine Fingerkuppe. Fixiere mit deinen Augen deinen Nagel oder die Fingerkuppe. Versuche den Blick konzentriert und fokussiert zu lassen und nicht zu blinzeln. Am Anfang 1 Minute, die du später nach Lust und Laune steigern kann. Dieses „mentale Augentraining“ bringt Geist und Augen zur Ruhe. Die Fixation der Augen führt zu einer extremen Entspannung des Sehapparates und der Augenmuskeln. Das Auge kommt herrlich zur Ruhe und der Geist kann abschalten.

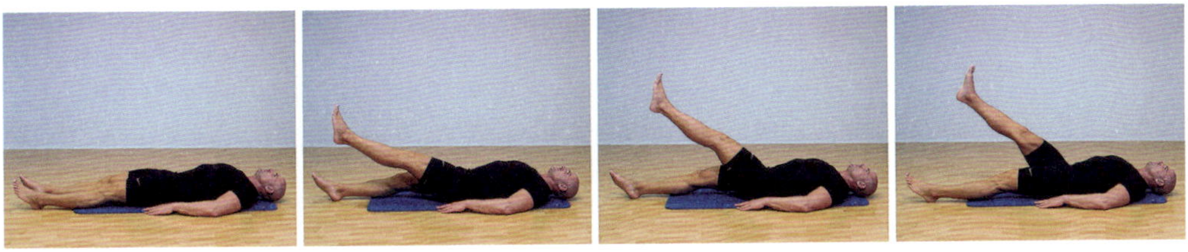

Body-Übung „1 Minute für den Bauch“

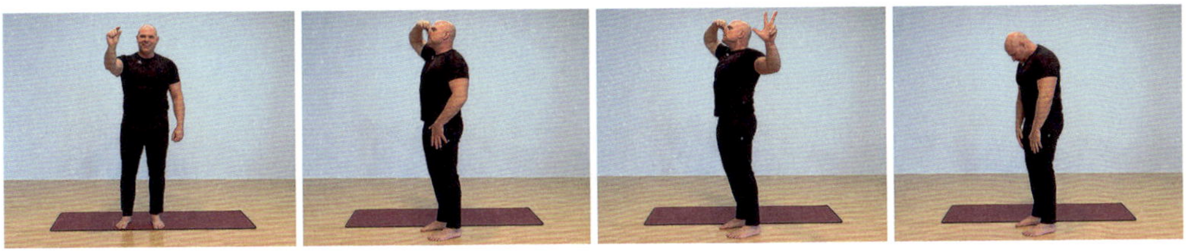

Atemübung „Zwerchfellatmung“

Woche 2
Tag 6

Tag 6

Body-Übung „1 Minute für den Po“

Stell dich hüftbreit und stabil hin und lege deine Hände oben an die Oberschenkel. Wandere nun mit geradem Rücken und fast durchgestreckten Beinen mit den Händen zu den Knien. Auf und nieder. Immer wenn du wieder mit geradem Rücken aufrecht stehst, dann kneif bitte den Po fest zusammen.

Atemübung „Yoga-Wechselatmung Nadi Shodana“

- Setze dich entspannt hin.
- Atme bewusst und entspannt durch die Nase ein und aus, bis du deinen Rhythmus findest.
- Versuche festzustellen, welches Nasenloch gerade primär arbeitet.
- Halte dieses Nasenloch mit einem Finger zu und atme nur durch das andere. Nach spätestens 2 Minuten springt die primäre Atmung um auf das freie Nasenloch.
- Atme 5 Minuten durch das „neue“ Nasenloch.
- Starte den Vorgang erneut, jetzt andersherum.
- Nachdem die Atmung ein zweites Mal umgesprungen ist, atme normal weiter und beende die Übung langsam.

Mind-Übung „Dein Fokus“

Setz dich entspannt hin. Entspanne deinen gesamten Körper. Schau auf deine Hand, schau auf deinen Daumennagel oder deine Fingerkuppe. Fixiere mit deinen Augen deinen Nagel oder die Fingerkuppe. Versuche den Blick konzentriert und fokussiert zu lassen und nicht zu blinzeln. Am Anfang 1 Minute, die du später nach Lust und Laune steigern kann. Dieses „mentale Augentraining“ bringt Geist und Augen zur Ruhe. Die Fixation der Augen führt zu einer extremen Entspannung des Sehapparates und der Augenmuskeln. Das Auge kommt herrlich zur Ruhe und der Geist kann abschalten.

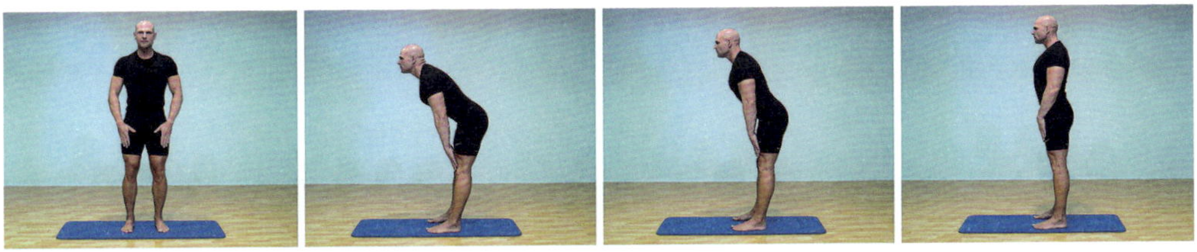

Body-Übung „1 Minute für den Po“

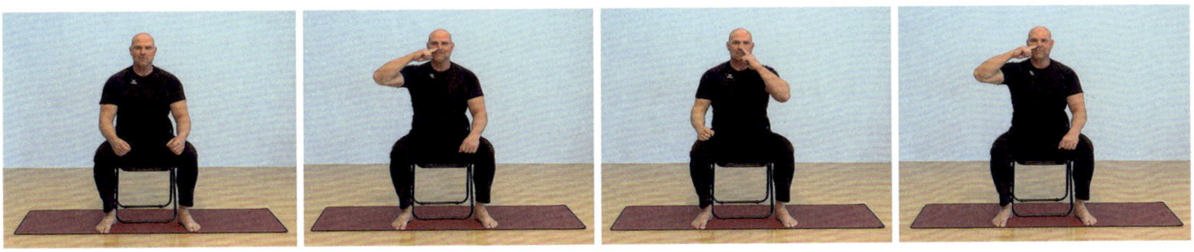

Atemübung „Yoga-Wechselatmung Nadi Shodana“

Woche 2
Tag 7

Tag 7

Body-Übung „1 Minute für die Dehnung"

Leg dich auf den Boden und nimm beide Arme über den Kopf, die Hände berühren sich dabei über dem Kopf. Schiebe nun Hände und Füße so weit vom Körper weg, wie du kannst, und mach dich ganz lang. Halte die Dehnung für 30 Sekunden. Lockere dich kurz und wiederhole die Übung.

Atemübung „Die 4-7-10-Atmung"

- Diese Übung kannst du im Stehen, im Liegen oder im Sitzen machen. Ich bevorzuge Liegen.
- Lege dich auf den Rücken. Der Oberkörper darf leicht erhöht sein.
- Versuche dich zu entspannen und ruhig zu werden.
- Atme gezielt durch die Nase in den Bauch und strecke dabei den Bauch raus.
- Atme für 4 Sekunden ein.
- Atme für 7 Sekunden aus.
- Konzentriere dich auf diesen Rhythmus und versuche, ihn 10 Minuten lang durchzuziehen.

Mind-Übung „Dein Fokus“

Setz dich entspannt hin. Entspanne deinen gesamten Körper. Schau auf deine Hand, schau auf deinen Daumennagel oder deine Fingerkuppe. Fixiere mit deinen Augen deinen Nagel oder die Fingerkuppe. Versuche den Blick konzentriert und fokussiert zu lassen und nicht zu blinzeln. Am Anfang 1 Minute, die du später nach Lust und Laune steigern kann. Dieses „mentale Augentraining“ bringt Geist und Augen zur Ruhe. Die Fixation der Augen führt zu einer extremen Entspannung des Sehapparates und der Augenmuskeln. Das Auge kommt herrlich zur Ruhe und der Geist kann abschalten.

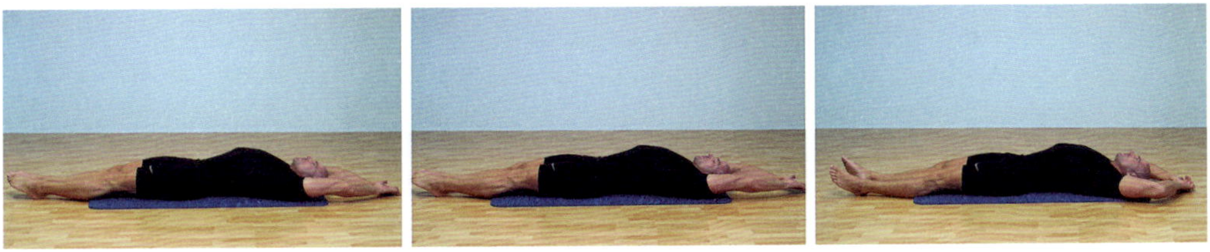

Body-Übung „1 Minute für die Dehnung“

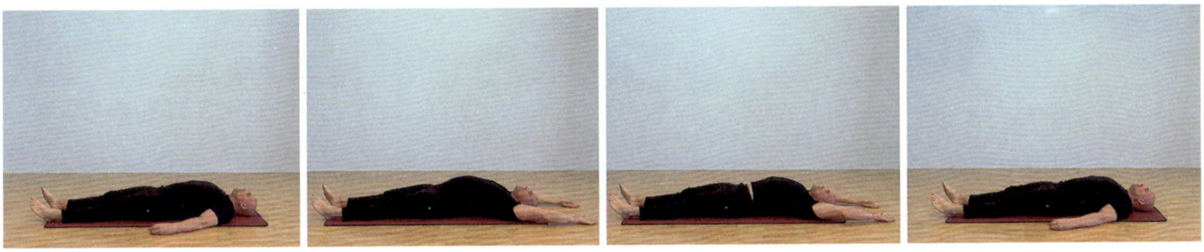

Atemübung „Die 4-7-10-Atmung“

Woche 3
Tag 1

Woche 3

Tag 1

Body-Übung „1 Minute für die Brust“
Gehe in den Vierfüßlerstand und stelle die Arme sehr breit auf. Mache von dieser Position aus breite Liegestützen auf den Knien.

Atemübung „Zwerchfellatmung“

- Stell dich aufrecht hin, die Arme hängen locker, die Füße sind schulterbreit auseinander.
- Nimm zwei Finger einer Hand und halte dir die Nase zu. Aber nur so weit, dass du noch etwas Luft einziehen kannst. Verschließe die Nase zu ca. 75 bis 80 Prozent.
- Zieh den Atem tief durch die verengte Nase in den Bauch. Strecke den Bauch dabei raus.
- Halte nach jedem Atemzug den Atem für 3 Sekunden an.
- Atme dann wieder langsam durch die vollständig geöffnete Nase aus.
- Wiederhole diesen Vorgang mindestens 9 x: 9 tiefe, verengte Atemzüge mit fast geschlossener Nase in den Bauch und 3 Sekunden Atempause vor dem Ausatmen.
- Nach dem 10. Einatmen halte die Luft so lange an, wie du kannst, und atme anschließend langsam und sanft aus.
- Spüre nach.

Mind-Übung „Sternengucken“

Leg dich auf den Rücken und entspann dich. Lass die Atmung fließen und genieße die Ruhe, die in dir einkehrt. Schau an die Decke und fixiere für mindestens 1 Minute einen Punkt, gerne länger. Schließe anschließend die Augen und genieße das Gefühl, das in dir entsteht: Der extreme Fokus in die Ferne mündet in eine völlige Entspannung – wie eine progressive Muskelentspannung für die Aufmerksamkeit und die Wahrnehmung. Daher hilft die Übung auch super bei Einschlafproblemen.

Du kannst die Übung alternativ unter freiem Himmel machen und dabei einen Stern fixieren.

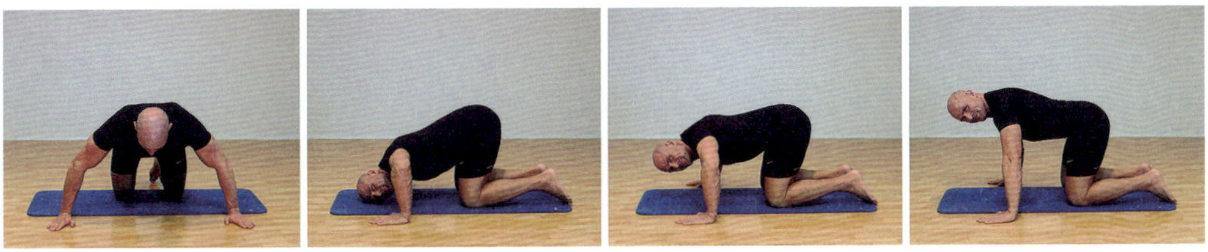

Body-Übung „1 Minute für die Brust“

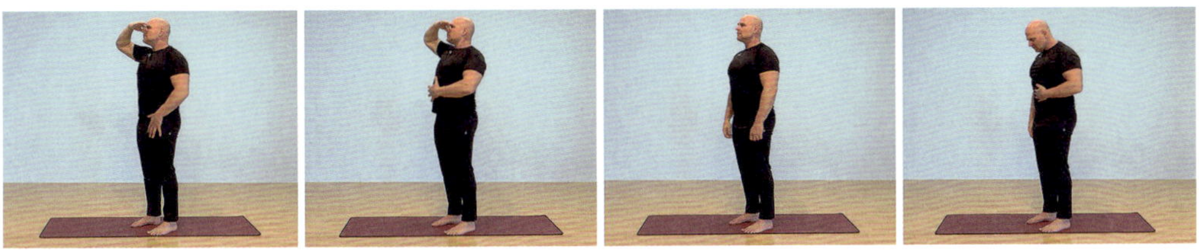

Atemübung „Zwerchfellatmung“

Woche 3
Tag 2

Tag 2

Body-Übung „1 Minute für die Beine“
Setze dich auf den Po und strecke die Beine vor dir aus. Hebe nun abwechselnd das rechte und linke Bein komplett 20 bis maximal 30 cm vom Boden ab. Heben und senken für eine Minute.

Atemübung „Navy-Seal-Atmung“
Diese Übung kannst du im Liegen, im Stehen oder im Sitzen machen. Ich bevorzuge Stehen.

- Stell dich bequem und die Beine hüftbreit auseinander hin, die Knie sind locker, die Arme hängen entspannt herab.
- Atme 4 Sekunden durch die Nase ein.
- Halte 6 Sekunden den Atem an.
- Atme 4 Sekunden durch Nase oder Mund aus.
- Halte die Atmung erneut 6 Sekunden an.
- Wiederhole diesen Zyklus 20x.

Mind-Übung „Sternengucken“
Leg dich auf den Rücken und entspann dich. Lass die Atmung fließen und genieße die Ruhe, die in dir einkehrt. Schau an die Decke und fixiere für mindestens für 1 Minute einen Punkt, gerne länger. Schließe anschließend die Augen und genieße das Gefühl, das in dir entsteht: Der extreme Fokus in die Ferne mündet in eine völlige Entspannung – wie eine progressive Muskelentspannung für die Aufmerksamkeit und die Wahrnehmung. Daher hilft die Übung auch super bei Einschlafproblemen.

Du kannst die Übung alternativ unter freiem Himmel machen und dabei einen Stern fixieren.

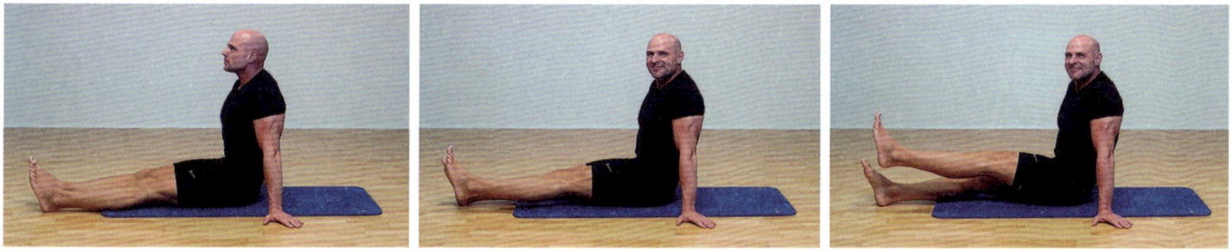

Body-Übung „1 Minute für die Beine“

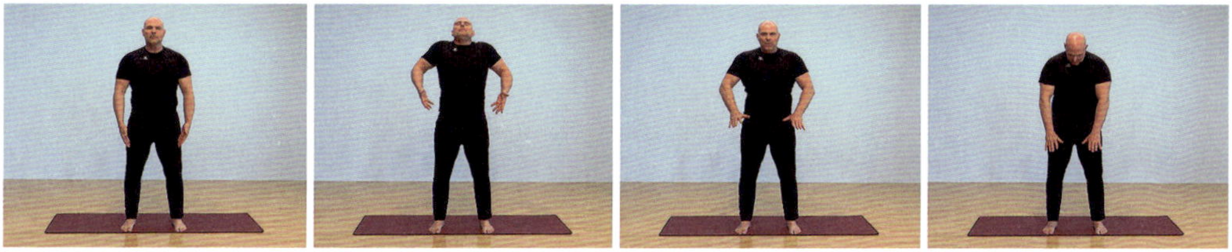

Atemübung „Navy-Seal-Atmung“

Woche 3
Tag 3

Tag 3

Body-Übung „1 Minute für den Rücken“

Stell dich hüftbreit und stabil hin. Lasse die Schultern und Arme kräftig nach hinten kreisen. Achte darauf, dass die Schulterblätter kräftig nach hinten ziehen und du intensiv deine Rückenmuskeln spürst.

Atemübung „Meditationsatmung“

- Leg dich hin, schaffe eine angenehme, dunkle Atmosphäre.
- Strecke dich komplett auf dem Rücken aus. Der Oberkörper darf leicht erhöht sein.
- Fang an, tief und ruhig durch die Nase ein- und durch den Mund auszuatmen.
- Aktiviere die Bauchatmung: Strecke den Bauch beim Einatmen nach außen und ziehe ihn beim Ausatmen nach innen.
- Konzentriere dich auf die Atmung.
- Lass jetzt die Atmung immer schwächer werden. Atme ganz sanft, so sanft, dass du es kaum noch wahrnimmst.
- Konzentriere dich darauf, immer sanfter und unauffälliger zu atmen.
- Du spürst fast keinen Luftzug mehr. Das Ziel ist, dass du den eigenen Atem nicht mehr spürst oder fühlst.
- Atme, bis du völlig entspannt bist.

Mind-Übung „Sternengucken“

Leg dich auf den Rücken und entspann dich. Lass die Atmung fließen und genieße die Ruhe, die in dir einkehrt. Schau an die Decke und fixiere für mindestens 1 Minute einen Punkt, gerne länger. Schließe anschließend die Augen und genieße das Gefühl, das in dir entsteht: Der extreme Fokus in die Ferne mündet in eine völlige Entspannung – wie eine progressive Muskelentspannung für die Aufmerksamkeit und die Wahrnehmung. Daher hilft die Übung auch super bei Einschlafproblemen.

Du kannst die Übung alternativ unter freiem Himmel machen und dabei einen Stern fixieren.

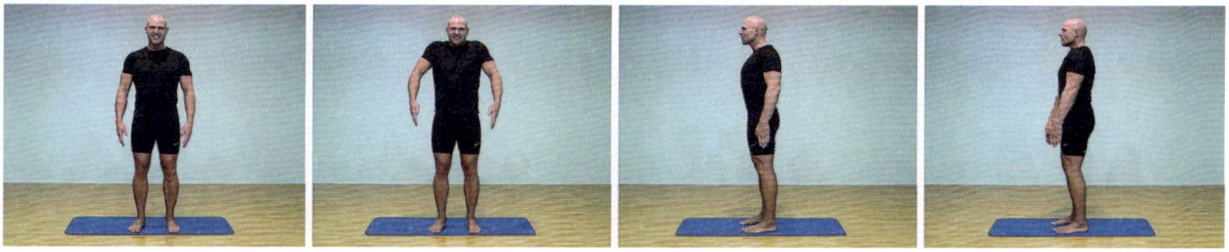

Body-Übung „1 Minute für den Rücken“

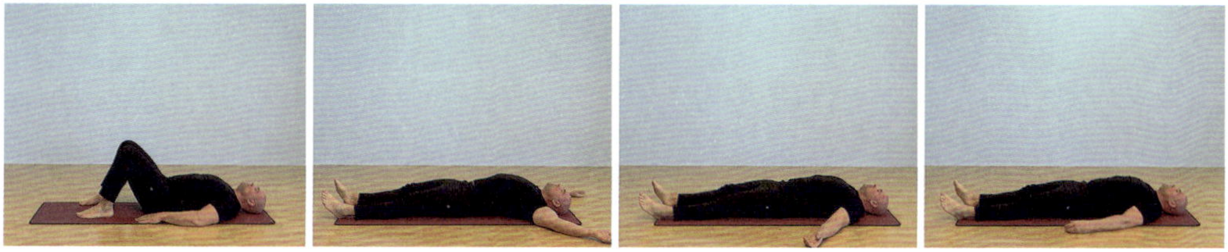

Atemübung „Meditationsatmung“

Woche 3
Tag 4

Tag 4

Body-Übung „1 Minute für die Schultern“

Stell dich hüftbreit und stabil hin, nimm die Arme vor dich und zieh die Arme seitlich hoch bis in die Waagerechte. Überkreuze sie nun vor dem Bauchnabel und gehe wieder in die Waagerechte. Recht schnelles Tempo, sodass auch der Kreislauf etwas in Schwung kommt.

Atemübung „Summ-Atmung“

Diese Übung kannst du im Liegen, im Stehen oder im Sitzen machen. Sie ist auch für unterwegs geeignet.

- Lege, stelle oder setze dich entspannt hin.
- Atme ruhig aus und ein, bis du deinen Rhythmus gefunden hast.
- Atme aus und ziehe dabei den Bauch ein.
- Atme tief durch die Nase in den Bauch ein und strecke dabei den Bauch raus.
- Halte die Luft nach dem Einatmen für 3 Sekunden an.
- Atme langsam mit einem hörbaren Brummen/Summen durch den Mund aus, indem du die Lippen locker aufeinander liegen lässt und für die Ausatmung nur leicht öffnest.
- Konzentriere dich während der Ausatmung auf den Ton.
- Wiederhole den Zyklus 10 x, 20 x oder 30 x.

Mind-Übung „Sternengucken“

Leg dich auf den Rücken und entspann dich. Lass die Atmung fließen und genieße die Ruhe, die in dir einkehrt. Schau an die Decke und fixiere für mindestens 1 Minute einen Punkt, gerne länger. Schließe anschließend die Augen und genieße das Gefühl, das in dir entsteht: Der extreme Fokus in die Ferne mündet in eine völlige Entspannung – wie eine progressive Muskelentspannung für die Aufmerksamkeit und die Wahrnehmung. Daher hilft die Übung auch super bei Einschlafproblemen.

Du kannst die Übung alternativ unter freiem Himmel machen und dabei einen Stern fixieren.

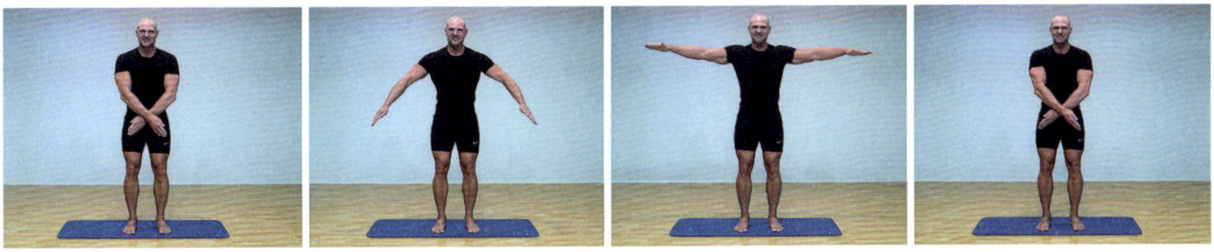

Body-Übung „1 Minute für die Schultern“

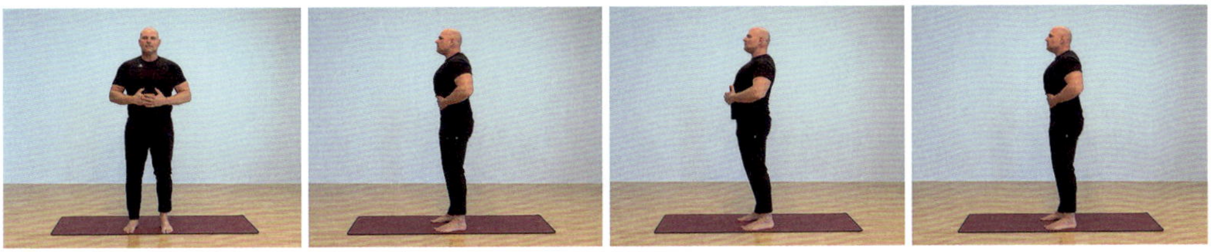

Atemübung „Summ-Atmung“

Woche 3
Tag 5

Tag 5

Body-Übung „1 Minute für den Bauch“

Setze dich auf den Boden, stell die Füße auf und strecke die Arme vor dir waagerecht aus. Mach nun einen Rundrücken und geh leicht nach hinten, bis du spürst, dass dein Bauch sich anspannt. Halte die Spannung.

Atemübung „Druck-raus-Atmung“

Diese Übung kannst du im Stehen, im Liegen oder im Sitzen machen. Ich bevorzuge Liegen.

- Lege dich entspannt auf den Rücken und strecke die Beine lang aus.
- Atme einige Male bewusst ein und aus, bis du deinen Rhythmus findest.
- Spüre deine Verfassung.
- Atme durch die Nase in den Bauch, so tief, wie du kannst.
- Zähle die Sekunden des Einatmens. Merke dir die Sekundenzahl (z. B. 6).
- Halte dann für 2–4 Sekunden den Atem an.
- Atme langsam durch den Mund aus, und zwar 2 Sekunden länger aus, als du eingeatmet hast (z. B. 8).
- Wiederhole den Zyklus mindestens 10 x.
- Bleibe danach liegen, entspanne dich und spüre nach.

Mind-Übung „Sternengucken“

Leg dich auf den Rücken und entspann dich. Lass die Atmung fließen und genieße die Ruhe, die in dir einkehrt. Schau an die Decke und fixiere für mindestens 1 Minute einen Punkt, gerne länger. Schließe anschließend die Augen und genieße das Gefühl, das in dir entsteht: Der extreme Fokus in die Ferne mündet in eine völlige Entspannung – wie eine progressive Muskelentspannung für die Aufmerksamkeit und die Wahrnehmung. Daher hilft die Übung auch super bei Einschlafproblemen.

Du kannst die Übung alternativ unter freiem Himmel machen und dabei einen Stern fixieren.

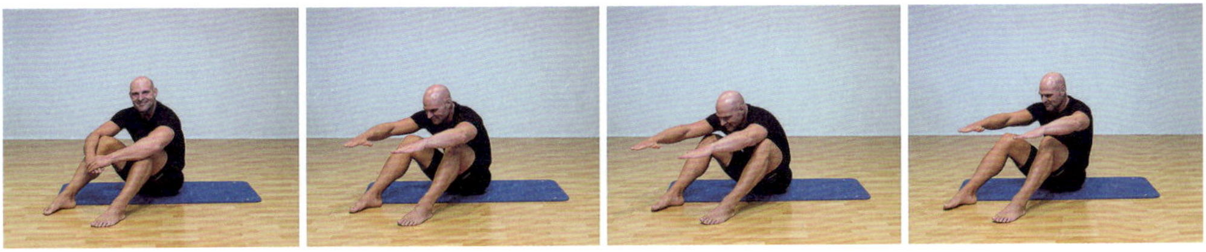

Body-Übung „1 Minute für den Bauch“

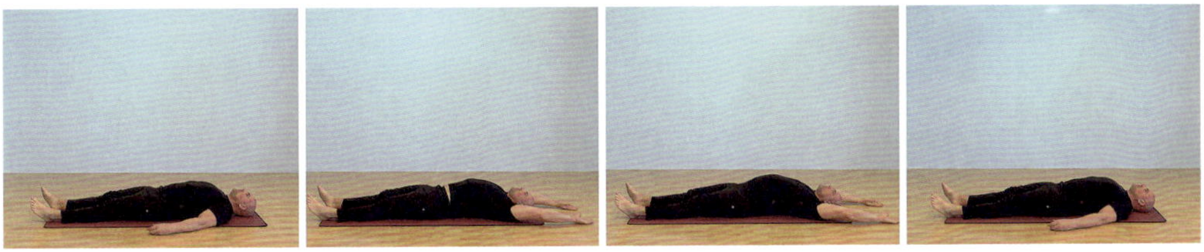

Atemübung „Druck-raus-Atmung“

Woche 3
Tag 6

Tag 6

Body-Übung „1 Minute für den Po“

Lege dich auf den Rücken und stelle die Füße auf. Hebe nun den Po vom Boden und lass dabei die Schultern entspannt liegen. Auf und nieder, Po hoch und runter. Immer wenn du oben bist, bitte den Po intensiv anspannen.

Qi-Gong-Atmung „Der Adler“

- Stell dich in einen breiten, entspannten Stand. Die Knie sind leicht gebeugt, die Arme hängen seitlich herab, der Kopf ist ganz locker.
- Atme tief durch die Nase in den Bauch und strecke dabei den Bauch intensiv raus.
- Zeitgleich hebst du bei jedem Atemzug langsam die Arme seitlich über den Kopf und streckst dich in die Höhe.
- Beim Ausatmen senkst du die Arme auf dem gleichen Weg nach unten bis in die Ausgangsposition.
- Atme 15–20 x tief ein und aus, kombiniert mit der Armbewegung.
- Wenn du fertig bist, schließe die Augen, stehe und genieße die Stille und die Entspannung.

Mind-Übung „Sternengucken“

Leg dich auf den Rücken und entspann dich. Lass die Atmung fließen und genieße die Ruhe, die in dir einkehrt. Schau an die Decke und fixiere für mindestens 1 Minute einen Punkt, gerne länger. Schließe anschließend die Augen und genieße das Gefühl, das in dir entsteht: Der extreme Fokus in die Ferne mündet in eine völlige Entspannung – wie eine progressive Muskelentspannung für die Aufmerksamkeit und die Wahrnehmung. Daher hilft die Übung auch super bei Einschlafproblemen.

Du kannst die Übung alternativ unter freiem Himmel machen und dabei einen Stern fixieren.

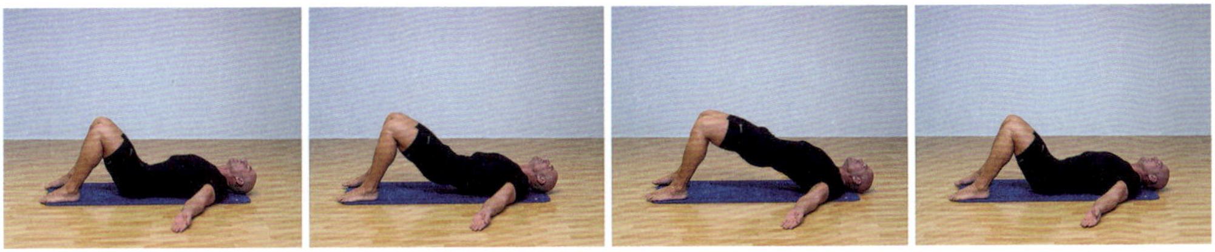

Body-Übung „1 Minute für den Po“

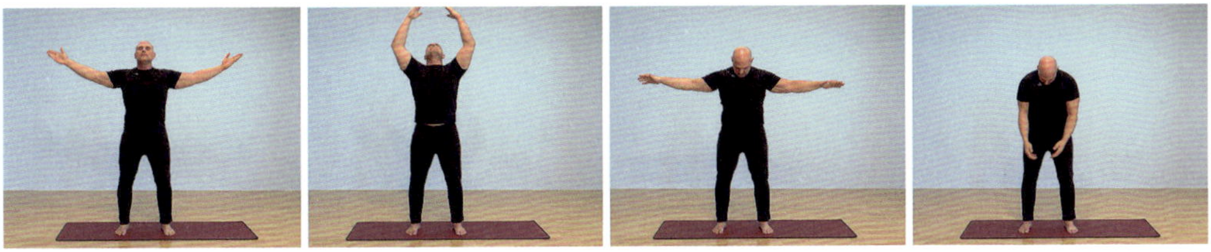

Qi-Gong-Atmung „Der Adler“

Woche 3
Tag 7

Tag 7

Body-Übung „1 Minute für die Dehnung“

Leg dich auf den Boden und strecke die Beine aus, falte deine Hände unter den Kopf. Zieh Schultern, Arme und Ellenbogen komplett auf den Boden und zieh die Brust richtig auf. Atme ruhig und tief weiter. Spüren die Dehnung im Brustkorb.

Atemübung „Energiepumpe“

- Setze dich entspannt hin.
- Stelle die Beine locker etwas mehr als hüftbreit auf.
- Stütze deine Hände und somit den Oberkörper auf den Beinen ab.
- Atme tief durch den Mund gut hörbar ein und aus.
- Nutze dazu eine Art „Pumpbewegung“ des Oberkörpers.
- Presse dich beim Ausatmen nach vorne zusammen und öffne dich beim Einatmen nach oben und mach dich groß.
- Atme 25 tiefe Atemzüge. Halte dann die Luft so lange an, wie du kannst.
- 2. Runde: Atme wieder 25 Atemzüge tief in den Bauch hörbar ein und aus. Halte dann wieder die Luft an, bis du einen Atemreflex verspürst.
- 3. Runde: Atme wieder 25 Atemzüge tief in den Bauch, immer noch gefolgt von der pumpenden Körperbewegung. Nach dem letzten der 25 Atemzüge halte nun die Luft maximal lange an, bis du nicht mehr kannst.
- Atme dann ganz langsam durch den Mund aus.
- Bleib entspannt sitzen und genieße die Ruhe, die eintritt.

Mind-Übung „Sternengucken“

Leg dich auf den Rücken und entspann dich. Lass die Atmung fließen und genieße die Ruhe, die in dir einkehrt. Schau an die Decke und fixiere für mindestens 1 Minute einen Punkt, gerne länger. Schließe anschließend die Augen und genieße das Gefühl, das in dir entsteht: Der extreme Fokus in die Ferne mündet in eine völlige Entspannung – wie eine progressive Muskelentspannung für die Aufmerksamkeit und die Wahrnehmung. Daher hilft die Übung auch super bei Einschlafproblemen.

Du kannst die Übung alternativ unter freiem Himmel machen und dabei einen Stern fixieren.

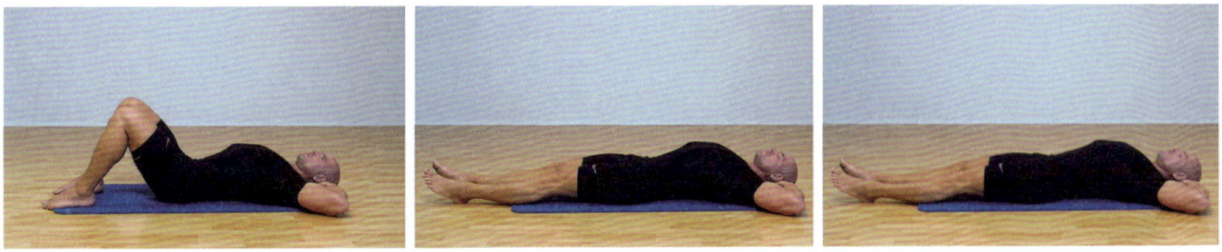

Body-Übung „1 Minute für die Dehnung“

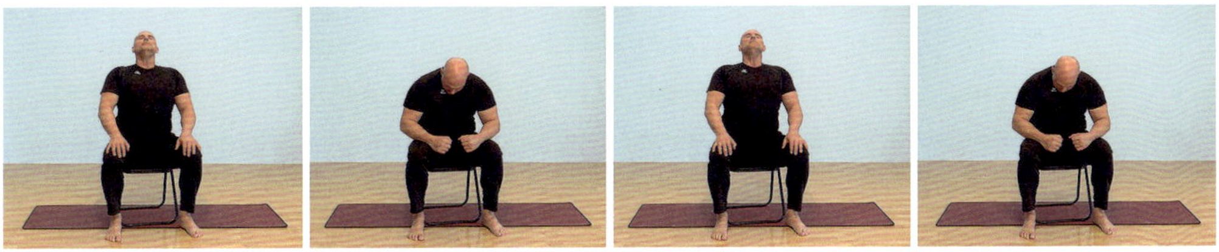

Atemübung „Energiepumpe“

Woche 4
Tag 1

Woche 4

Tag 1

Body-Übung „1 Minute für die Brust“
Komm auf die Knie und nimm die Arme angewinkelt in die Waagerechte. Bring die Unterarme und die Ellenbogen vor dem Gesicht zusammen und versuche du dabei die Brust rauszudrücken. Stolze Brust. Arme aufziehen und wieder vor der Brust zusammendrücken.

Qi-Gong-Atmung „Der Adler“
- Stell dich in einen breiten, entspannten Stand. Die Knie sind leicht gebeugt, die Arme hängen seitlich herab, der Kopf ist ganz locker.
- Atme tief durch die Nase in den Bauch und strecke dabei den Bauch intensiv raus.
- Zeitgleich hebst du bei jedem Atemzug langsam die Arme seitlich über den Kopf und streckst dich in die Höhe.
- Beim Ausatmen senkst du die Arme auf dem gleichen Weg nach unten bis in die Ausgangsposition.
- Atme 15–20 x tief ein und aus, kombiniert mit der Armbewegung.
- Wenn du fertig bist, schließe die Augen, stehe und genieße die Stille und die Entspannung.

Mind-Übung „Using Memories“

Leg oder setz dich entspannt hin. Lass Ruhe in dir einkehren. Nun gehe gedanklich zu einem tollen Erlebnis, einem besonderen Moment in deinem Leben zurück: der erste Kuss, die bestandene Prüfung, die Heirat oder ein tolles Urlaubsereignis. Erinnere dich an einen unvergleichlichen und unvergesslichen Moment, den du mit ganz vielen positiven Gefühlen verbindest, und aktiviere sie – denn nicht nur Erinnerungen sind in uns gespeichert, sondern auch die dazugehörigen Hormone und Gefühle. Hol sie dir und nutze ihre positive Kraft.

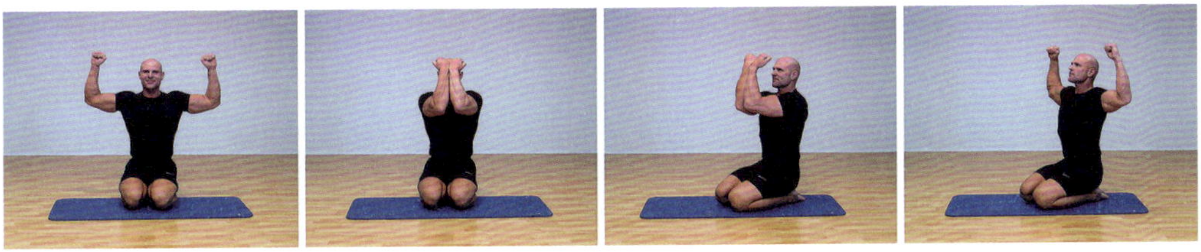

Body-Übung „1 Minute für die Brust“

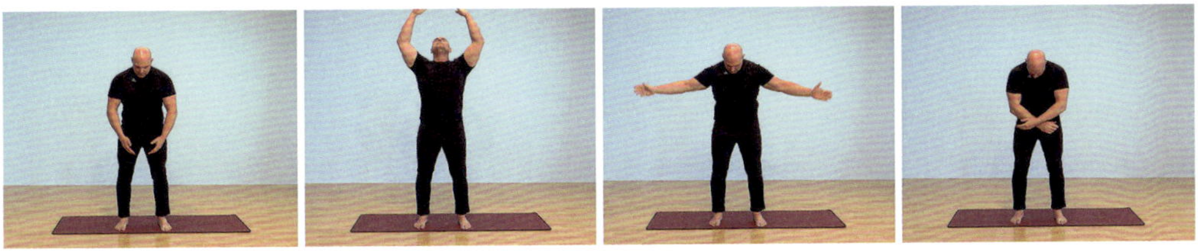

Qi-Gong-Atmung „Der Adler“

Woche 4
Tag 2

Tag 2

Body-Übung „1 Minute für die Beine“

Stelle dich hüftbreit und stabil hin und strecke die Arme waagerecht vor dir aus. Spüre deinen Bauch und beginne mit leichten Kniebeugen: Po nach hinten schieben und leicht in die Knie gehen. Knie dabei bitte niemals über die Zehenspitzen schieben.

Atemübung „Die 4-7-10-Atmung“

Diese Übung kannst du im Stehen, im Liegen oder im Sitzen machen. Ich bevorzuge Liegen.

- Lege dich auf den Rücken. Der Oberkörper darf leicht erhöht sein.
- Versuche dich zu entspannen und ruhig zu werden.
- Atme gezielt durch die Nase in den Bauch und strecke dabei den Bauch raus.
- Atme für 4 Sekunden ein.
- Atme für 7 Sekunden aus.
- Konzentriere dich auf diesen Rhythmus und versuche, ihn 10 Minuten lang durchzuziehen.

Mind-Übung „Using Memories"

Leg oder setz dich entspannt hin. Lass Ruhe in dir einkehren. Nun gehe gedanklich zu einem tollen Erlebnis, einem besonderen Moment in deinem Leben zurück: der erste Kuss, die bestandene Prüfung, die Heirat oder ein tolles Urlaubsereignis. Erinnere dich an einen unvergleichlichen und unvergesslichen Moment, den du mit ganz vielen positiven Gefühlen verbindest, und aktiviere sie – denn nicht nur Erinnerungen sind in uns gespeichert, sondern auch die dazugehörigen Hormone und Gefühle. Hol sie dir und nutze ihre positive Kraft.

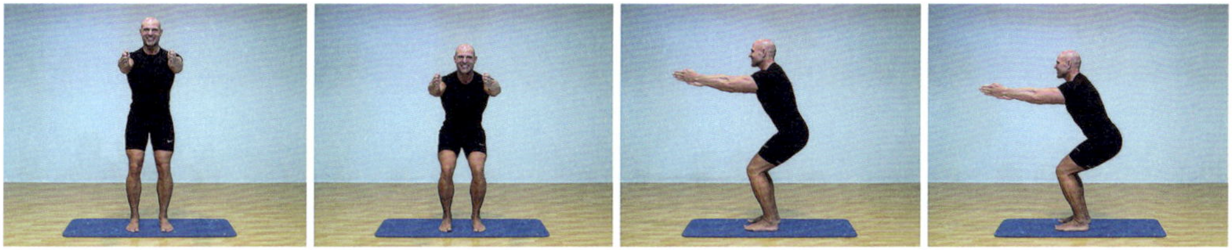

Body-Übung „1 Minute für die Beine"

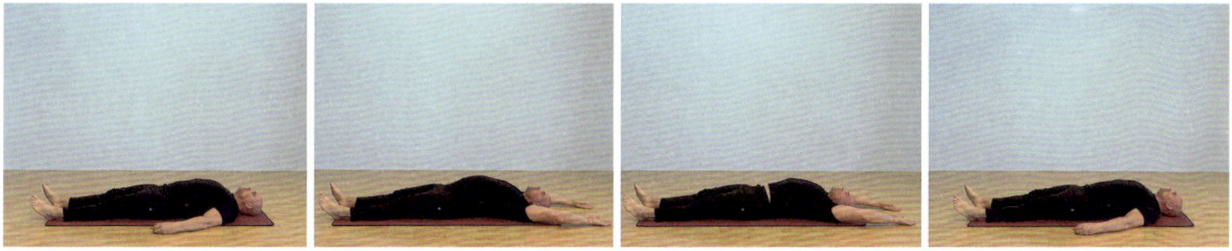

Atemübung „Die 4-7-10-Atmung"

Woche 4
Tag 3

Tag 3

Body-Übung „1 Minute für den Rücken"

Stell dich hüftbreit und stabil hin und leg deine Hände an die vorderen Oberschenkel. Mach nun einen richtigen Rundrücken und schiebe deine Wirbelsäule Richtung Decke, deine Händen rutschen dabei an die Knie. Richte dich wieder auf und geh dann wieder in den Rundrücken – rund und gerade.

Atemübung „Mentale Entspannungsatmung"

- Leg dich hin, am besten gleich ins Bett. Mach dich bereits „bettfertig", damit du direkt liegen bleiben kannst.
- Schaffe eine angenehme, dunkle Atmosphäre.
- Strecke dich komplett auf dem Rücken aus. Der Oberkörper darf leicht erhöht sein.
- Fang an, tief und ruhig durch die Nase ein- und durch den Mund auszuatmen.
- Aktiviere die Bauchatmung: Strecke den Bauch beim Einatmen nach außen und ziehe ihn beim Ausatmen nach innen.
- Versuche diese Atmung für 10 Minuten beizubehalten und lass deine Gedanken nur auf der Atmung. Verfolge das Ein- und das Ausatmen.
- Atme, bis du völlig entspannt bist.

Mind-Übung „Using Memories“

Leg oder setz dich entspannt hin. Lass Ruhe in dir einkehren. Nun gehe gedanklich zu einem tollen Erlebnis, einem besonderen Moment in deinem Leben zurück: der erste Kuss, die bestandene Prüfung, die Heirat oder ein tolles Urlaubsereignis. Erinnere dich an einen unvergleichlichen und unvergesslichen Moment, den du mit ganz vielen positiven Gefühlen verbindest, und aktiviere sie – denn nicht nur Erinnerungen sind in uns gespeichert, sondern auch die dazugehörigen Hormone und Gefühle. Hol sie dir und nutze ihre positive Kraft.

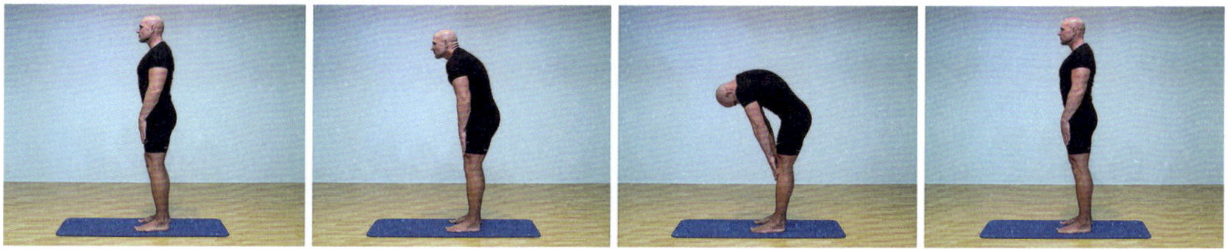

Body-Übung „1 Minute für den Rücken“

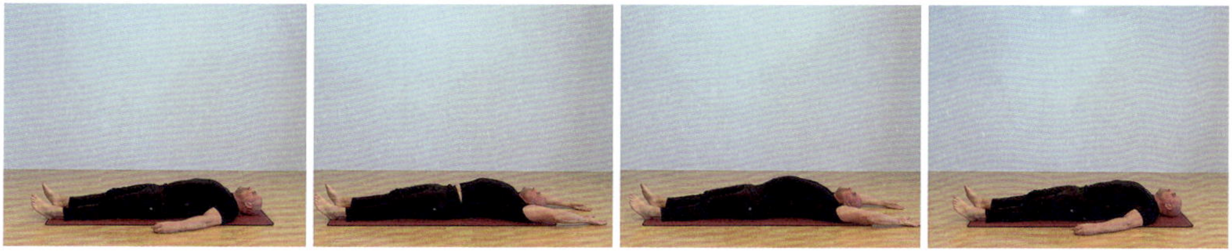

Atemübung „Mentale Entspannungsatmung“

Woche 4
Tag 4

Tag 4

Body-Übung „1 Minute für die Schultern“

Stell dich hüftbreit und stabil hin und stecke beide Arme waagerecht vor dir aus. Kreise mit beiden Armen vor deinem Körper.

Atemübung „Summ-Atmung“

Diese Übung kannst du im Liegen, im Stehen oder im Sitzen machen. Sie ist auch für unterwegs geeignet.

- Lege, stelle oder setze dich entspannt hin.
- Atme ruhig aus und ein, bis du deinen Rhythmus gefunden hast.
- Atme aus und ziehe dabei den Bauch ein.
- Atme tief durch die Nase in den Bauch ein und strecke dabei den Bauch raus.
- Halte die Luft nach dem Einatmen für 3 Sekunden an.
- Atme langsam mit einem hörbaren Brummen/Summen durch den Mund aus, indem du die Lippen locker aufeinander liegen lässt und für die Ausatmung nur leicht öffnest.
- Konzentriere dich während der Ausatmung auf den Ton.
- Wiederhole den Zyklus 10 x, 20 x oder 30 x.

Mind-Übung „Using Memories“

Leg oder setz dich entspannt hin. Lass Ruhe in dir einkehren. Nun gehe gedanklich zu einem tollen Erlebnis, einem besonderen Moment in deinem Leben zurück: der erste Kuss, die bestandene Prüfung, die Heirat oder ein tolles Urlaubsereignis. Erinnere dich an einen unvergleichlichen und unvergesslichen Moment, den du mit ganz vielen positiven Gefühlen verbindest, und aktiviere sie – denn nicht nur Erinnerungen sind in uns gespeichert, sondern auch die dazugehörigen Hormone und Gefühle. Hol sie dir und nutze ihre positive Kraft.

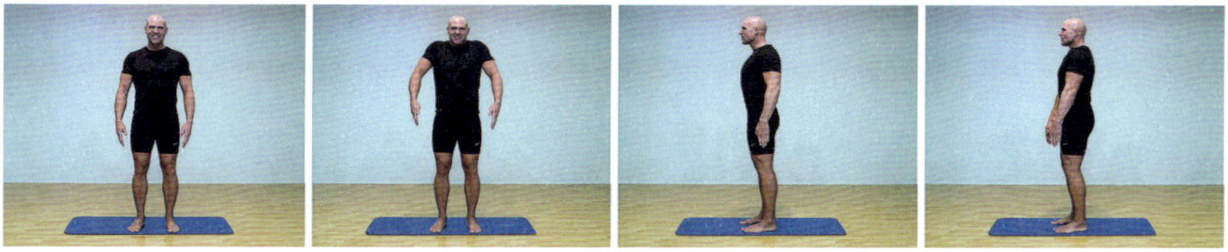

Body-Übung „1 Minute für die Schultern“

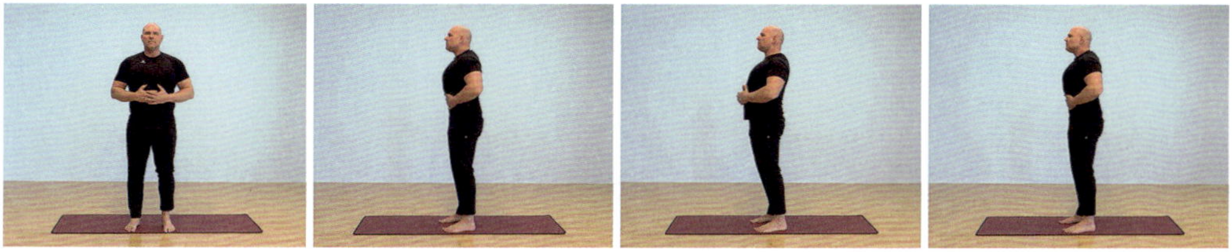

Atemübung „Summ-Atmung“

Woche 4
Tag 5

Tag 5

Body-Übung „1 Minute für den Bauch"

Lege dich auf den Boden, stell beide Füße auf und strecke die Arme Richtung Knie. Schiebe deinen Oberkörper so weit nach vorn, wie du kannst, sodass die Hände über die Knie kommen, der untere Rücken aber auf dem Boden (!) bleibt. Wippe eine Minute nach vorne, erst dann lösen.

Atemübung „Energiepumpe"

- Setze dich entspannt hin.
- Stelle die Beine locker etwas mehr als hüftbreit auf.
- Stütze deine Hände und somit den Oberkörper auf den Beinen ab.
- Atme tief durch den Mund gut hörbar ein und aus.
- Nutze dazu eine Art „Pumpbewegung" des Oberkörpers.
- Presse dich beim Ausatmen nach vorne zusammen und öffne dich beim Einatmen nach oben und mach dich groß.
- Atme 30 tiefe Atemzüge. Halte dann die Luft so lange an, wie du kannst.
- 2. Runde: Atme wieder 30 Atemzüge tief in den Bauch hörbar ein und aus. Halte dann wieder die Luft an, bis du einen Atemreflex verspürst.
- 3. Runde: Atme wieder 30 Atemzüge tief in den Bauch, immer noch gefolgt von der pumpenden Körperbewegung. Nach dem letzten der 30 Atemzüge halte nun die Luft maximal lange an, bis du nicht mehr kannst.
- Atme dann ganz langsam durch den Mund aus.
- Bleib entspannt sitzen und genieße die Ruhe, die eintritt.

Mind-Übung „Using Memories“

Leg oder setz dich entspannt hin. Lass Ruhe in dir einkehren. Nun gehe gedanklich zu einem tollen Erlebnis, einem besonderen Moment in deinem Leben zurück: der erste Kuss, die bestandene Prüfung, die Heirat oder ein tolles Urlaubsereignis. Erinnere dich an einen unvergleichlichen und unvergesslichen Moment, den du mit ganz vielen positiven Gefühlen verbindest, und aktiviere sie – denn nicht nur Erinnerungen sind in uns gespeichert, sondern auch die dazugehörigen Hormone und Gefühle. Hol sie dir und nutze ihre positive Kraft.

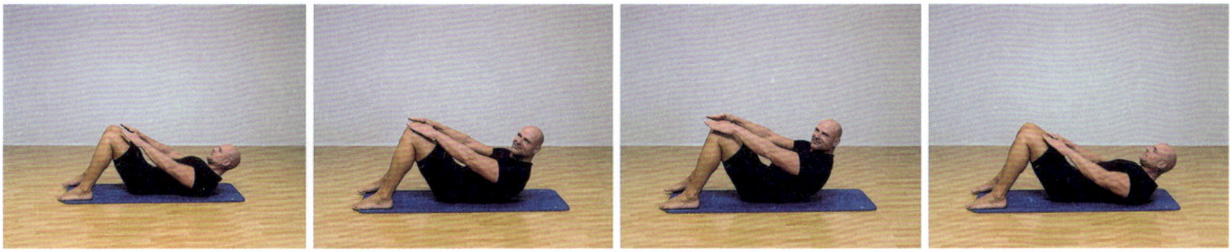

Body-Übung „1 Minute für den Bauch“

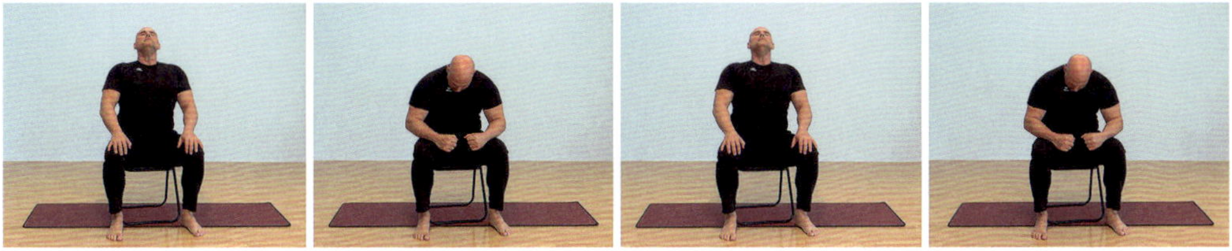

Atemübung „Energiepumpe“

Woche 4
Tag 6

Tag 6

Body-Übung „1 Minute für den Po"

Stelle dich stabil hin. Nimm ein Bein nach hinten und lasse es schweben. Das Standbein bleibt dabei leicht gebeugt. Strecke dann beide Arme waagerecht vor dir aus. Schiebe nun eine Minute das Bein nach hinten und spanne dabei den Po an.

Atemübung „Schüttelatmung"

- Stell dich locker hüftbreit auf.
- Geh leicht in die Knie.
- Schüttle dich leicht aus, ziehe dabei die Schultern zu den Ohren.
- Das Nach-oben-Ziehen der Schultern wird von einem tiefen Atemzug begleitet, das Fallenlassen der Schultern mit dem Ausatmen kombiniert.
- Atme damit 10 bis 20 x intensiv ein und aus.
- Schüttle dich zum Schluss vollständig aus.

Mind-Übung „Using Memories“

Leg oder setz dich entspannt hin. Lass Ruhe in dir einkehren. Nun gehe gedanklich zu einem tollen Erlebnis, einem besonderen Moment in deinem Leben zurück: der erste Kuss, die bestandene Prüfung, die Heirat oder ein tolles Urlaubsereignis. Erinnere dich an einen unvergleichlichen und unvergesslichen Moment, den du mit ganz vielen positiven Gefühlen verbindest, und aktiviere sie – denn nicht nur Erinnerungen sind in uns gespeichert, sondern auch die dazugehörigen Hormone und Gefühle. Hol sie dir und nutze ihre positive Kraft.

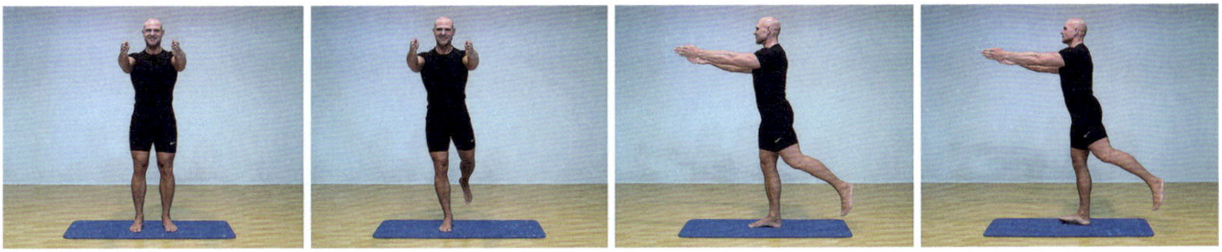

Body-Übung „1 Minute für den Po“

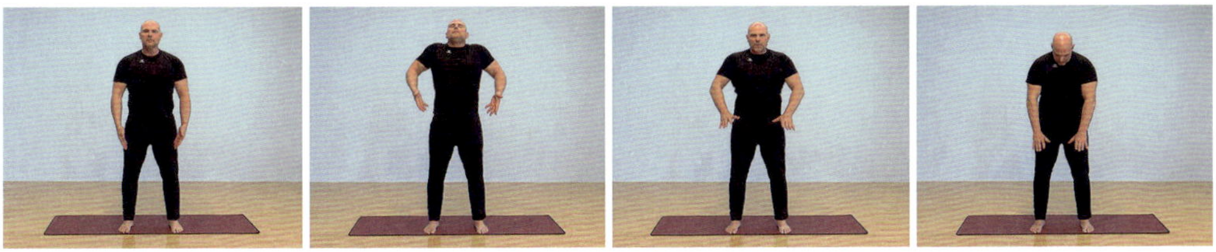

Atemübung „Schüttelatmung“

Woche 4
Tag 7

Tag 7

Body-Übung „1 Minute für die Dehnung"

Leg dich gerade auf eine Seite und greife mit der oberen Hand vorsichtig (!) den Knöchel des oberen Beins. Ziehe den Knöchel so weit nach hinten, wie du kannst, ziehen dabei bitte den Fuß nicht zum Po, sondern vom Körper weg, sodass du eine Dehnung im Hüftbeuger, also in der Hüfte spürst. 30 Sekunden auf jeder Seite.

Atemübung Yoga-Wechselatmung „Nadi Shodana"

- Setze dich entspannt hin.
- Atme bewusst und entspannt durch die Nase ein und aus, bis du deinen Rhythmus findest.
- Versuche festzustellen, welches Nasenloch gerade primär arbeitet.
- Halte dieses Nasenloch mit einem Finger zu und atme nur durch das andere. Nach spätestens 2 Minuten springt die primäre Atmung um auf das freie Nasenloch.
- Atme 5 Minuten durch das „neue" Nasenloch.
- Starte den Vorgang erneut, jetzt andersherum.
- Nachdem die Atmung ein zweites Mal umgesprungen ist, atme normal weiter und beende die Übung langsam.

Mind-Übung „Using Memories“

Leg oder setz dich entspannt hin. Lass Ruhe in dir einkehren. Nun gehe gedanklich zu einem tollen Erlebnis, einem besonderen Moment in deinem Leben zurück: der erste Kuss, die bestandene Prüfung, die Heirat oder ein tolles Urlaubsereignis. Erinnere dich an einen unvergleichlichen und unvergesslichen Moment, den du mit ganz vielen positiven Gefühlen verbindest, und aktiviere sie – denn nicht nur Erinnerungen sind in uns gespeichert, sondern auch die dazugehörigen Hormone und Gefühle. Hol sie dir und nutze ihre positive Kraft.

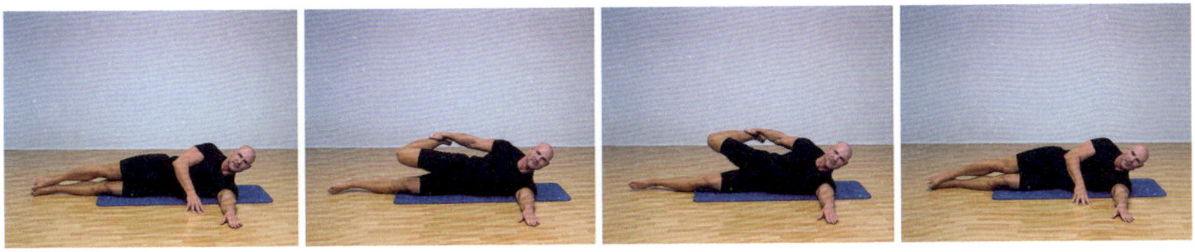

Body-Übung „1 Minute für die Dehnung“

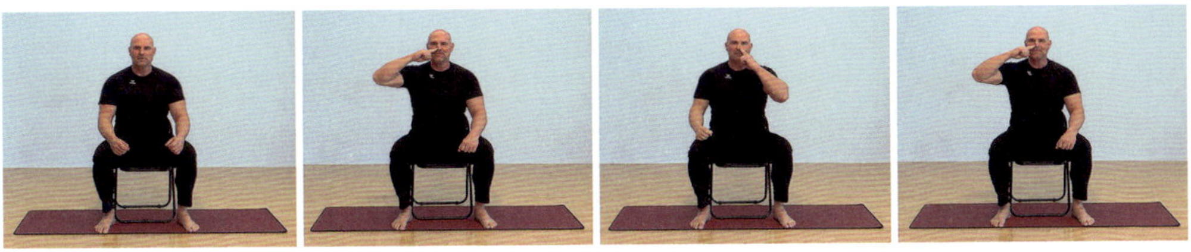

Atemübung Yoga-Wechselatmung „Nadi Shodana“

SO GEHT ES WEITER

Das waren sie, die vier Wochen und elf Atemübungen zu mehr Lebensenergie, Freude, Zufriedenheit, besserem Stoffwechsel, besserer Fettverbrennung, mehr Leistung und mehr Konzentration und innerer Ruhe. Die Frage, die sich jetzt stellt und die nur du dir beantworten kannst, ist: Wie geht es weiter? Daher beantworte ich dir gern die folgenden Fragen, die mir häufig in meinen Kursen und online gestellt werden.

Muss ich jeden Tag Atemtraining machen?
In den ersten 4 Wochen würde ich das schon empfehlen, damit ein Verhaltensmuster entsteht und du von der Wirkung überzeugt wirst.

Muss ich immer alle Übungen machen?
Nein. Aber halte dich für den Anfang gerne an meinen 4-Wochen-Plan, damit du jede Übung in Ruhe kennenlernst und einübst. Danach kannst du dann variieren – zum Beispiel je nachdem, ob du eher zur Ruhe kommen oder Energie aufbauen möchtest.

Kann ich die Übungen abwechseln?
Klar! Jede Übung entfaltet ihre eigene Kraft und passt in die jeweilige Zeit. Mach die, auf die du am meisten Lust hast.

Bringt das Training auch etwas, wenn ich nicht auf die Ernährung achte?
Auf jeden Fall. Du tust aktiv etwas für dich und nimmst eine bewusste Veränderung in deinem Leben vor. Das ist super. Es soll dir

guttun und dich nicht stressen. Fang langsam an, und wenn du merkst, du stagnierst, kannst du immer noch mit der Ernährung beginnen. Auf jeden Fall aber gilt: Trinke mehr!

Kann ich das Training mehrfach am Tag machen?
Klar! Du kannst es immer dann machen, wenn es dir guttut und dir danach ist. Fühle dich frei in deinem Tun.

Dein Erfolg mit diesen Atemübungen hängt davon ab, wie sehr du die Gesamtzusammenhänge beachtest. Alles immer richtig zu machen, ist wahrscheinlich fast unmöglich, aber mit der 80–20-Regel kommst du auch hier schon sehr weit: mit 20 Prozent Einsatz 80 Prozent Erfolg erzielen. Das wäre toll. Denk dran, die letzten 20 Prozent Erfolg erfordern meist 80 Prozent mehr Einsatz.

Egal was du machst, ich wünsche dir bei all deinen Unternehmungen ganz viel Freude! Denn das macht das Leben aus.

Herzlichst dein

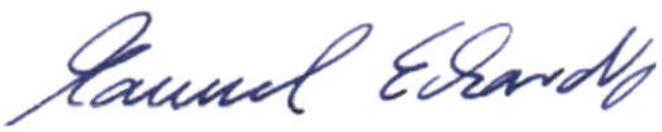

P.S.: Mich würde es interessieren, was dir die Übungen und meine Hinweise gebracht haben. Du erreichst mich persönlich per E-Mail unter manuel@pur-life.de. Selbstverständlich bin ich auch bei Fragen für dich da. Scheue dich nicht, mich zu kontaktieren.

Für eine starke Wirbelsäule in nur 5 Minuten

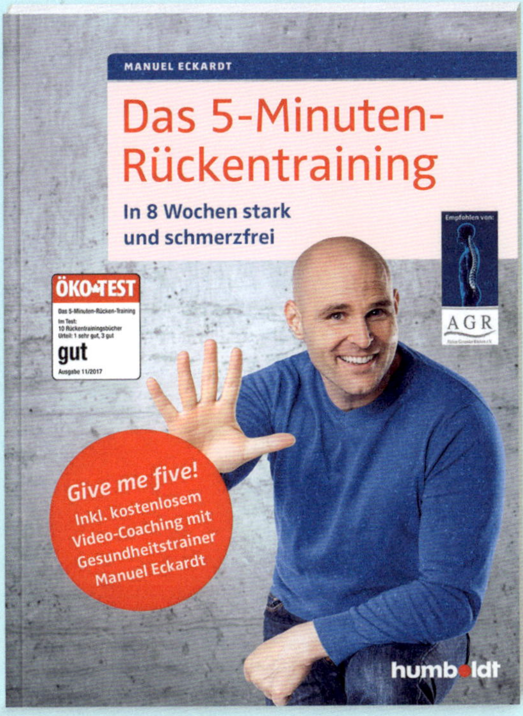

- 8 Wochen, 5 Minuten pro Tag: effektive Übungen gegen Rückenschmerzen und -beschwerden
- Mehr als ein Trainingsbuch: Manuel Eckardt ergänzt das Übungsprogramm mit kostenlosem Online-Coaching
- Von der Zeitschrift ÖKO-Test mit der Gesamtnote GUT bewertet

Stand 2024. Änderungen vorbehalten.

Manuel Eckardt

Das 5-Minuten-Rückentraining

4. Auflage
208 Seiten
15,5 x 21,0 cm, Softcover
ISBN 978-3-89993-867-8
€ 22,00 [D] · € 22,70 [A]

Der Ratgeber ist auch als eBook erhältlich.

humboldt
...bringt es auf den Punkt.

Schwingen: Das effektive Gute-Laune-Training

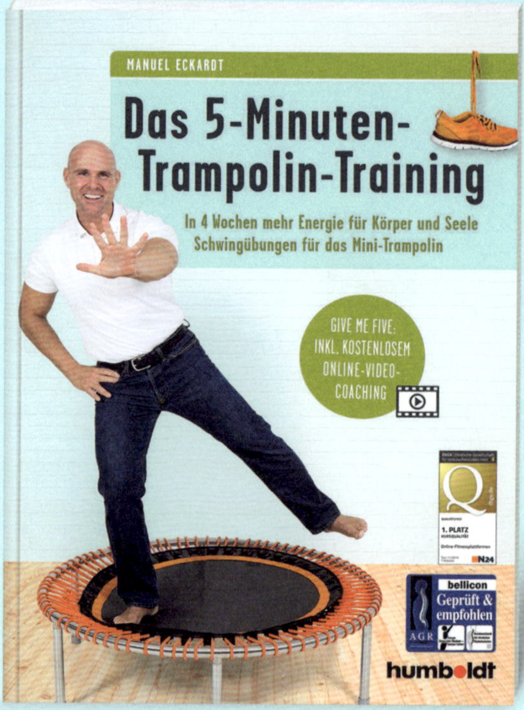

- Leichte Übungen mit Sofortwirkung – für mehr Wohlbefinden, Energie und Zufriedenheit
- Schwingübungen fördern Gleichgewichtssinn, Ausdauer und Beweglichkeit
- Mehr als ein Trainingsbuch: Manuel Eckardt ergänzt das Übungsprogramm mit kostenlosem Online-Coaching

Stand 2024. Änderungen vorbehalten.

Manuel Eckardt

Das 5-Minuten-Trampolintraining

3. Auflage
160 Seiten
15,5 x 21,0 cm, Softcover
ISBN 978-3-89993-951-4
€ 22,00 [D] · € 22,70 [A]

Der Ratgeber ist auch als eBook erhältlich.

humboldt
...bringt es auf den Punkt.

Bibliografische Information der Deutschen Nationalbibliothek
Die Deutsche Nationalbibliothek verzeichnet diese Publikation in der deutschen Nationalbibliografie; detaillierte bibliografische Daten sind im Internet über http://dnb.ddb.de/ abrufbar.

ISBN 978-3-8426-3187-8 (Print)
ISBN 978-3-8426-3188-5 (PDF)
ISBN 978-3-8426-3189-2 (EPUB)

Abbildungen:
Titelmotiv: Yasmine Schüßler, Weilburg; Shutterstock / Lyudmyla Ishchenko, A-Star
Umschlagseite 2: stock.adobe.com / Nadzeya Pakhomava
Stock.adobe.com: byherline: 10; lom123: 11; FGWDesign: 13; Yulia: 18; sakurra: 21, 23; kru: 61, 62, 63, 64, 68
Yasmine Schüßler: 7, 8, 13 (und alle weiteren Portraits), 110, 144
Übungsfotos: Manuel Eckardt, Weilburg

Originalausgabe

Die Ratgebermarke der Schlütersche Fachmedien GmbH
Hans-Böckler-Allee 7, 30173 Hannover
www.humboldt.de
www.schluetersche.de

Aus Gründen der besseren Lesbarkeit wurde in diesem Buch die männliche Form gewählt, nichtsdestoweniger beziehen sich Personenbezeichnungen gleichermaßen auf Angehörige des männlichen und weiblichen Geschlechts sowie auf Menschen, die sich keinem Geschlecht zugehörig fühlen.
Autor und Verlag haben dieses Buch sorgfältig erstellt und geprüft. Für eventuelle Fehler kann dennoch keine Gewähr übernommen werden. Weder Autor noch Verlag können für eventuelle Nachteile oder Schäden, die aus in diesem Buch vorgestellten Erfahrungen, Meinungen, Studien, Therapien, Medikamenten, Methoden und praktischen Hinweisen resultieren, eine Haftung übernehmen. Insgesamt bieten alle vorgestellten Inhalte und Anregungen keinen Ersatz für eine medizinische Beratung, Betreuung und Behandlung.
Etwaige geschützte Warennamen (Warenzeichen) werden nicht besonders kenntlich gemacht. Daraus kann nicht geschlossen werden, dass es sich um freie Warennamen handelt.

Lektorat: Linda Strehl, München
Layout: Groothuis, Lohfert, Consorten, Hamburg
Covergestaltung: ZERO Werbeagentur, München
Satz: Die Feder · Werbeagentur GmbH, Wetzlar
Druck und Bindung: Gutenberg Beuys Feindruckerei GmbH, Langenhagen